Dr. med. Timo A. Spanholtz

Die Vermessung der Hose

Intimchirurgie für den Mann

Copyright: © 2021 Dr. med. Timo A. Spanholtz
Illustrationen: Praxisklinik am Rosengarten, Belinda Eismann, Frederic Thomas
Umschlag & Satz: Sabine Abels
Titelbild: Dr. med. Timo A. Spanholtz

Verlag und Druck:
tredition GmbH
Halenreie 40–44
22359 Hamburg

Softcover 978-3-347-50636-7
Hardcover 978-3-347-50637-4

Bibliografische Information der Deutschen Nationalbibliothek:
Die Deutsche Nationalbibliothek verzeichnet diese Publikation in der Deutschen
Nationalbibliografie; detaillierte bibliografische Daten sind im Internet über
http://dnb.d-nb.de abrufbar.

Inhalt

Einleitung

Natürlich haben alle Männer, die mit dem Gedanken an eine Penis-vergrößerung spielen, egal ob Penisverdickung, Penisverlängerung oder gleich die Kombination aus beiden Eingriffen, den Wunsch auf ein langfristiges Ergebnis. Wir stellen Ihnen in dem folgenden Buch Behandlungen und operative Eingriffe vor, wie wir sie seit Jahren in der Praxisklinik am Rosengarten anwenden. Die OP-Techniken haben sich mit den Jahren verändert, sie wurden modifiziert und neue Tech-nologien wurden implementiert. Und die Reise geht weiter: Neue Er-kenntnisse und Techniken werden fortwährend gelernt, eingebaut und umgesetzt. Immer ein maximales Ergebnis mit gleichzeitig si-cherer OP-Technik vor Augen. Vorab einige Worte zu unserer Klinik-geschichte, meiner Erfahrung als Plastischer Chirurg und zu unseren Erfahrungen mit der männlichen Intimchirurgie im Besonderen.

Die privat geführte Praxisklinik am Rosengarten wurde 2013 von mir gegründet und entwickelte sich rasch zu einer festen Größe im Be-reich ästhetische Chirurgie – und dies nicht nur deutschlandweit. Wir können Patienten aus ganz Europa, dem asiatischen und arabischen Raum, Südamerika, Russland und vielen weiteren Nationen bei uns begrüßen. Für mich ist es eine große Ehre, dass Patienten lange Wege auf sich nehmen, um sich von uns beraten und behandeln zu lassen. Heute arbeitet ein ganzes Team von Fachärzten und Mitarbeitern für die Praxisklinik am Rosengarten, die sich inzwischen in mehreren Deutschen Großstädten finden lässt.

Bereits wenige Monaten nach der Gründung entwickelte sich ein wachsendes Interesse an intimchirurgischen Verfahren – bei Frau *und* Mann. Während die Intimchirurgie in der Frauenwelt bereits vie-le Jahre eine öffentliche Wahrnehmung erfährt, wird dieser Bereich

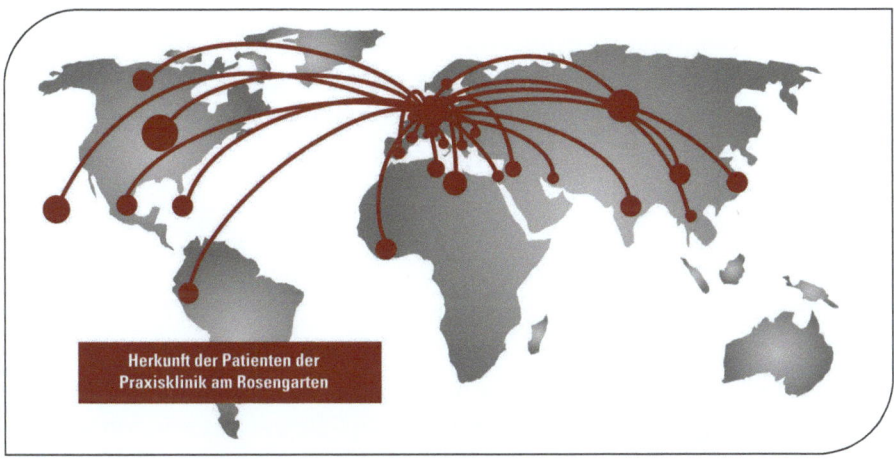

Abbildung 1 Patienten aus der ganzen Welt kommen in die Praxisklinik am Rosengarten.

der Plastischen Chirurgie bei Männern von der Öffentlichkeit deutlich schwächer wahrgenommen. Zwar leiden viele Männer unter objektiven oder persönlich empfundenen Mängeln »am Südpol«, aber eine offene Kommunikation oder Information durch die großen Medien findet erheblich seltener statt, als dies bei Frauen der Fall ist.

Mit dem Angebot an die Männerwelt, sich in der Praxisklinik am Rosengarten operieren zu lassen, nahm die Anfragesituation rasch zu, und heute beraten wir täglich Männer zu deren Fragen der Intimchirurgie. Schon bald erweckte unsere Aktivität auf diesem Feld Aufmerksamkeit, viele Interviews und Zeitungsartikel folgten. Mit besonderer Freude gab ich im Jahr 2018 dem Magazin PLAYBOY ein längeres Interview, das sich naturgemäß stark für Männerthemen interessiert. Das Interview gehörte im Jahr 2018 zu den meistgelesenen Playboy-Interviews überhaupt! Die Beteiligung an nationalen und internationalen Fachkongressen und die stetige persönliche Fortbildung in diesem Fach machen uns heute zu einer sehr gefragten Anlaufstelle für Männer, die sich für diese Behandlungen interessieren (Abb1).

Im Rahmen der Jahrestagung der Gesellschaft für Ästhetische und Rekonstruktive Intimchirurgie Deutschland (GAERID) übernahm Dr. Spanholtz den Vorsitz der Männlichen Intimchirurgie und demonstrierte versammelten Kollegen per Videoschalte seine OP-Techniken auf dem Kongress.

Unser Angebot haben wir über die Jahre hinweg den neuen Möglichkeiten der Plastischen Chirurgie und den Wünschen unserer Patienten angepasst, die uns auch zu Themen, wie zum Beispiel Hodensackstraffung, »penile webbing« und Beschneidungen ansprachen. Heute haben wir eine breite Palette verschiedenster Behandlungen im Angebot und beraten und behandeln unsere Patienten mit viel Freude und großem Spaß an der täglichen Arbeit.

Im Jahr 2020 gehörte ich dann zu den Gründungsmitgliedern der »Deutschen Gesellschaft der Ästhetik des Mannes (DGÄM)«. Diese Fachgesellschaft beschäftigt sich detailliert mit allen Themen der Plastischen Chirurgie, die den Mann als Patienten im Besonderen betreffen. Durch die DGÄM ist es nun möglich, einen kontinuierlichen Ideen- und Technikaustausch zwischen Kollegen zu gewährleisten und diesen kleinen, aber feinen Teilbereich der Ästhetischen Medizin voranzutreiben.

Auf den kommenden Seiten entführen wir Sie in die Welt der männlichen Intimchirurgie, erläutern Ihnen die einzelnen Behandlungen, die Abläufe der OPs und die Konzepte der Nachbehandlungen. Wenn Sie dieses Buch aufmerksam lesen, erfahren Sie alle Informationen aus erster Hand – ganz genauso wie meine Patienten, mit denen ich auch in den persönlichen Beratungen spreche.

Meine Intention ist es, Ihnen die Grundlage für eine fundierte Entscheidung zu geben. Kein Buch der Welt ersetzt allerdings eine persönliche Beratung, denn sie ermöglicht erst einen persönlichen Eindruck von dem Menschen, dem Sie sich eventuell anvertrauen wollen. Daher ist es wichtig, die Sachinformationen in diesem Buch gründlich durchzulesen und im Anschluss einen persönlichen Eindruck von uns beziehungsweise vom potenziellen Chirurgen zu gewinnen. Wir leben glücklicherweise in einer Zeit, in der auch Videokonferenzsysteme eine Beratung aus der Ferne ermöglichen, ohne dass Sie Hunderte von Kilometern durch die Lande reisen müssen. Falls Sie Informationen aus unserer Klinik wünschen oder einen direkten Kontakt zu uns aufnehmen möchten, eine Beratung per Video oder ein persönliches Gespräch in Anspruch nehmen wollen oder eine spezielle Fragestellung Sie umtreibt: Sie sind herzlich willkommen, uns direkt zu kontaktieren. Wir freuen uns, wenn Sie auf unserer Seite *www.praxisklinik-rosengarten.de* vorbeisurfen und uns eine E-Mail schreiben. Unsere Türen stehen jederzeit offen!

Nun aber brechen wir zusammen in die Welt der männlichen Intimchirurgie auf.

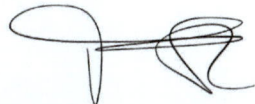

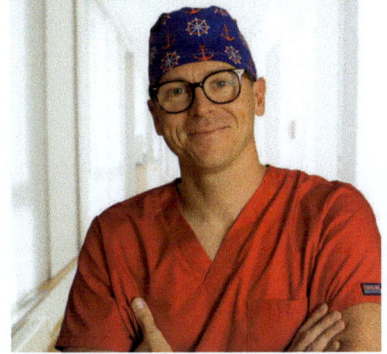

Dr. med. Timo Spanholtz

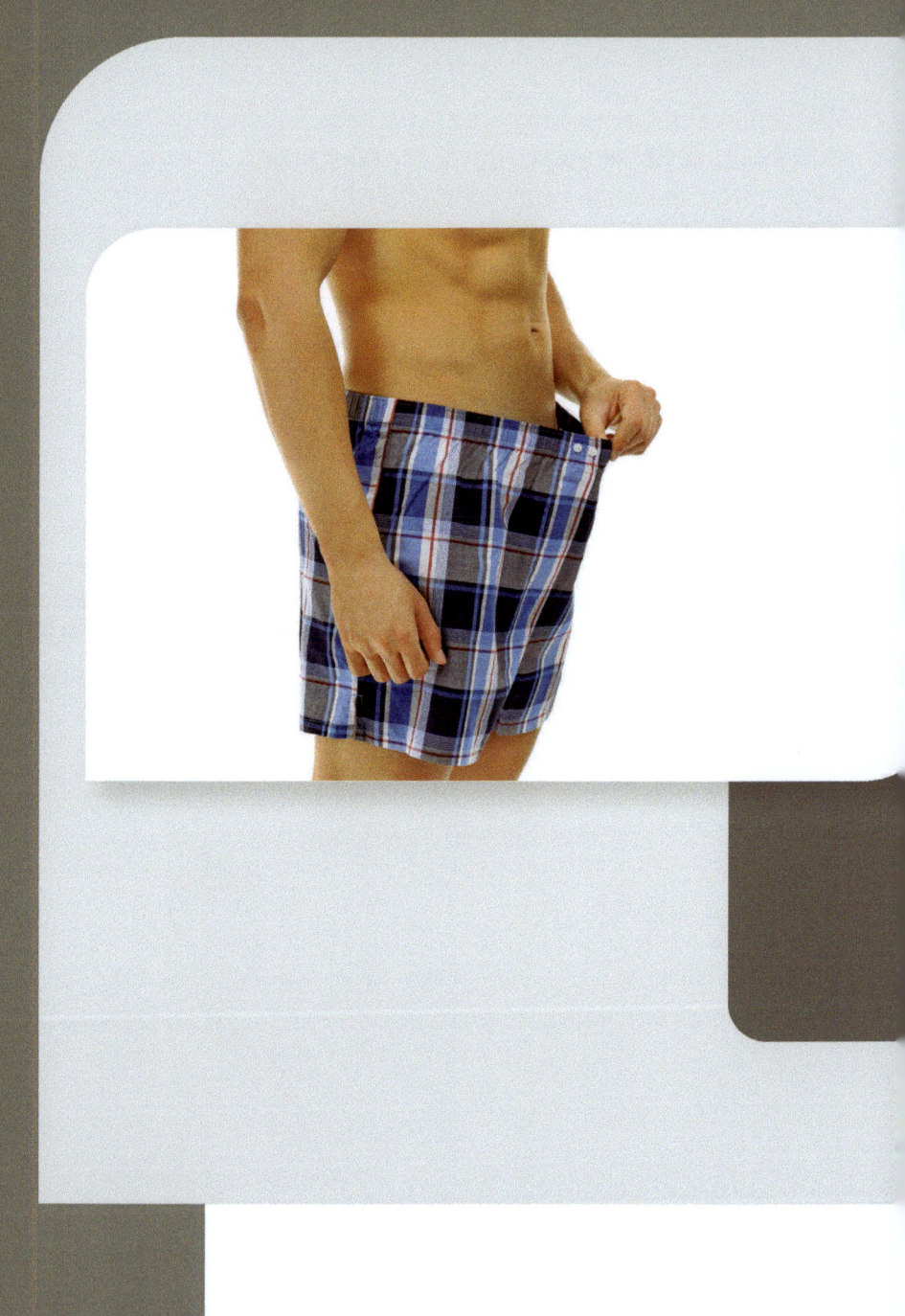

Wie ER gebaut ist: Anatomie des Mannes

Wir möchten uns nicht allzu lange mit der Anatomie aufhalten, da Sie dieses Buch vermutlich in erster Linie deshalb lesen, um mehr über die Möglichkeiten einer Penisvergrößerung zu erfahren. Dennoch müssen wir einige Aspekte etwas genauer beleuchten, da diese für das Verständnis der OP wichtig sind. Wir konzentrieren uns in diesem Kapitel auf die sogenannten primären Geschlechtsteile des Mannes, also den Penis, den Hodensack und den Schambereich. Im wahrsten Sinne des Wortes gehen wir an den Stellen etwas in die Tiefe, wo ein genaueres Verständnis des Bauplans unseres Körpers dabei hilft, die Operation im Detail zu verstehen. Also ziehen wir die Hose mal herunter und werfen einen Blick auf das beste Stück und seine Kronjuwelen.

Der Penis

Um die Bauart des Penis zu verstehen, müssen wir kurz einen Ausflug in die Gebärmutter unternehmen! Was hat die denn nun damit zu tun, werden Sie sich fragen, aber hier beginnt die gesamte Geschichte der Geschlechtsentwicklung. Und diese beginnt in der 8. Schwangerschaftswoche, wenn die sogenannte »Frucht« schon ganz gut entwickelt ist, aber sich noch kein Geschlecht definiert hat. Für den Fall, dass die Geschlechtschromosomen (also im Falle des Mannes das Y-Chromosom) das Baby als einen männlichen Nachkommen festlegen, springt in einem kleinen Zellhaufen (den sogenannten Leydig-Zellen) die Produktion von Testosteron an. Unter dem Einfluss dieses männlichen Geschlechtshormons bildet sich die Anlage für das weibliche Geschlecht zurück (der sogenannte *Ductus paramesonephricus*)

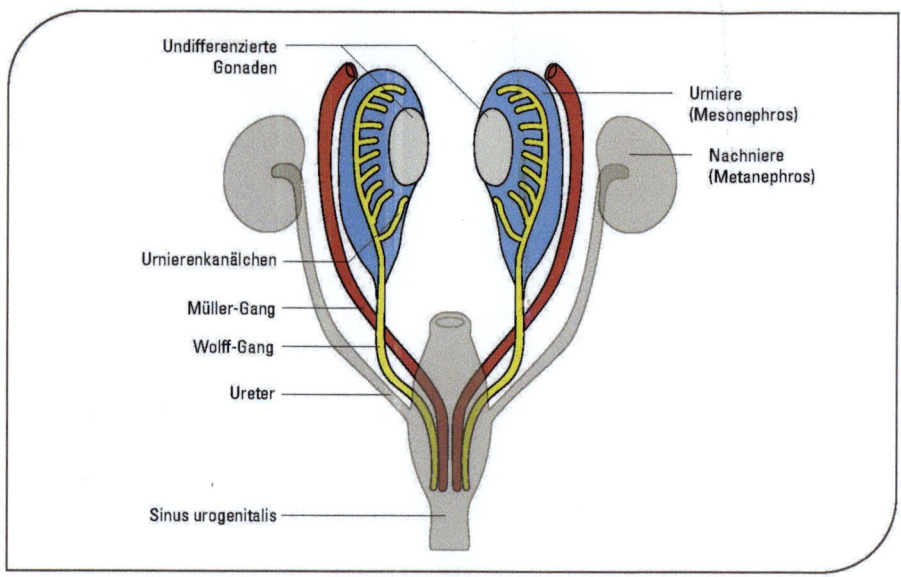

Abbildung 2 Die Entwicklung der männlichen Genitale durchläuft verschiedene Phasen.
Die Hoden sinken dabei erst spät in den Hodensack.

und die Merkmale eines Mannes werden weiter ausgebildet. Diese werden auch als *Ductus mesonephricus* bezeichnet.

Im ersten Schritt der Entwicklung zum Mann entstehen im Inneren des Körpers die Hoden. Ja, richtig gelesen! Den Hodensack gibt es nämlich erstmal noch nicht und die Hoden machen es sich im Bauchraum des Embryos gemütlich (Abb 2). Erst später bewegen sie sich nach außen, nehmen die gesamten Schichten des Körpers als Hüllen mit und wandern nach unten in den Hodensack, wo sie schön kühl gelagert ihre Bestimmung finden: die Produktion von Samenzellen und Hormonen.

Außen am Körper befindet sich in der Frühphase der Entwicklung lediglich der sogenannte Genitalhöcker, eine sanfte Erhabenheit, die es allerdings in sich hat. Aus einem Teil dieses Genitalhöckers, dem *Protophallus* (*urogenital sinus/genital tubercle*) entwickelt sich nun schrittweise der Penis (*Phallus*). Von unten her legen sich die Harnröhre und der untere Schwellkörper an die Penisknospe, während aus dem zentralen Teil des Phallus der Penisschwellkörper entsteht.

Bei einigen Tierarten bildet sich in dieser Phase zusätzlich ein Knochen, der dem Penis eine größere Stabilität verleiht. Ein Privileg, das uns Männern der menschlichen Spezies im Laufe der Entwicklung (leider) abhandengekommen ist.

QUICK FACT

Im Falle, dass der Nachwuchs sich weiblich weiterentwickelt, entsteht aus dem Genitalhöcker statt der Eichel übrigens die Klitoris. Beide anatomischen Strukturen führen ja späer bei Mann bzw. Frau zu einer sexuellen Erregung und auch zu einem Orgasmus – zumindest, wenn alles richtig funktioniert und zusammenspielt.

Bei der Geburt hat der Penis dann schon seine endgültige Struktur. Er besteht unter seiner Hauthülle aus drei Schwellkörpern, einer Harnröhre und etwas Binde- und Fettgewebe mit einigen (Blut-)Gefäßen. Offen gestanden handelt es sich bei dem Penis nicht um ein besonders kompliziertes Konstrukt.

Betrachten wir den ausgewachsenen Penis vom Anfang bis zum Ende: Er entspringt an der sogenannten Peniswurzel, wo die beiden oben liegenden Schwellkörper (*Corpora cavernosa*) am Schambein vorbei wie Torpedos nach vorn ziehen und den größten Teil des Penisschaftes ausmachen. Der körpernahe Teil dieser Schwellkörper wird als *Crura penis* bezeichnet und spielt für die Penisverlängerung später noch eine wichtige Rolle. Die paarigen Schwellkörper enden vor der Penisspitze, denn die Eichel wird nicht von den oben

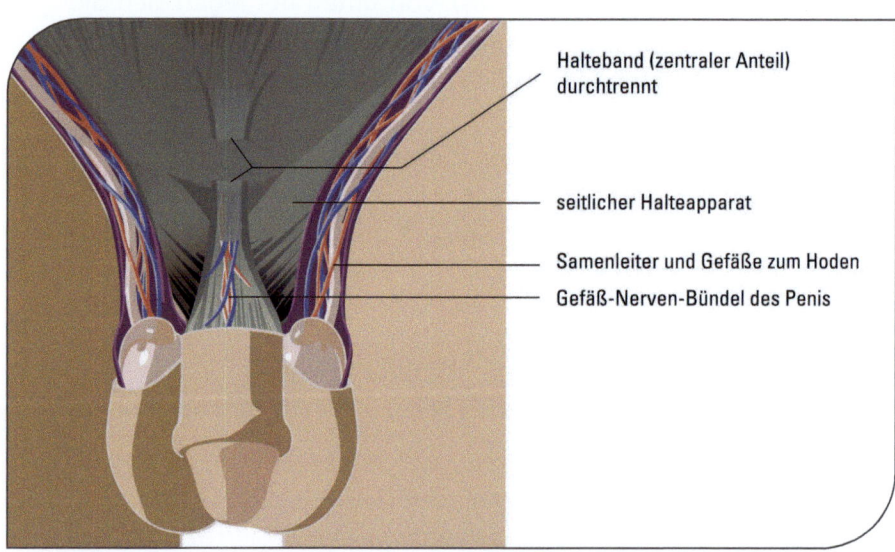

Halteband (zentraler Anteil) durchtrennt

seitlicher Halteapparat

Samenleiter und Gefäße zum Hoden

Gefäß-Nerven-Bündel des Penis

Abbildung 3 Der Penis wird durch einen 3-dimensionalen Bandapparat am Becken fixiert. Der zentrale Anteil wird bei der Penisverlängerung durchtrennt, der seitliche muss erhalten bleiben. Seitlich sind die Samenleiter zu sehen und auf dem Rücken des Penis sieht man Das Gefäßnervenbündel.

liegenden Schwellkörpern gebildet, sondern von dem Schwellkörper, der mit der Harnröhre nach vorne zieht und von unten den gesamten vorderen Raum einnimmt. Die von diesem Schwellkörper eingefasste Harnröhre mündet an der Eichelspitze im sogenannten *Ostium urethra externum*. Zum Körper hin nimmt die Eichel an Volumen zu und bildet eine Art Kragen, der auch als *Corona glandis* bezeichnet wird und den Übergang von den Schwellkörpern des Schaftes in den Schwellkörper der Eichel markiert. Die Eichel selbst hat keine normale Hautbedeckung, sondern ein sogenanntes Epithel, wie es auch z.B. auf der Zunge oder den Lippen vorkommt. Es handelt sich also im Gegensatz zum Penisschaft um eine Art Schleimhaut. Dies spielt bei Penisverdickungen eine Rolle, denn in diese Haut kann zum Beispiel das Eigenfett injiziert werden.

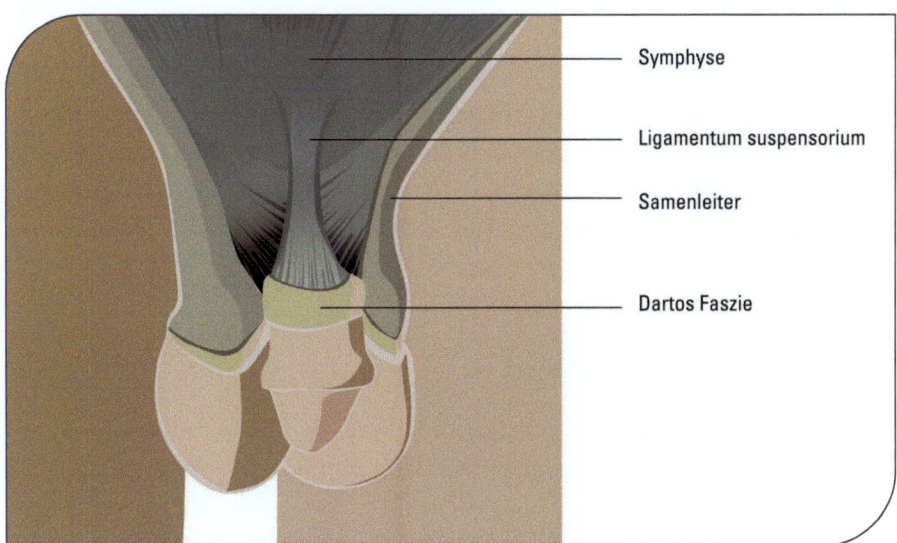

Abbildung 4 Die intakten Haltebänder fixieren den Penis in seiner Position. Am Ligamentum suspensorium (Mitte) richtet sich der Penis bei Erektion auf. Die Samenleiter sind in dieser Abbildung in ihren Schichten eingepackt.

Der Penisschaft verfügt über eine »normale« Haut, die mit oberflächlichen Venen durchsetzt auf einer Verschiebeschicht gleitet. Den Untergrund bildet ein Fasziensystem, mehrere straffe Bindegewebeschichten, die nach ihren Entdeckern auch als Buck'sche und Colles Faszien bezeichnet werden. Dieses Bandsystem bewegt sich auf den Körper zu und bildet zwei Zügel, mit denen der Penis straff mit dem Körper verbunden ist: Einerseits strahlt das sogenannte *Ligamentum fundiforme* Richtung Bauchnabel in das Fasziensystem der Bauchmuskulatur ein. Andererseits verankert ein tiefes Bandsystem den Penis an der *Symphyse* (Schambeinmitte) und stellt eine feste Verbindung zum Skelett des Mannes dar. Dieses *Ligamentum suspensorium* spielt – genau wie sein Bruder, das *Ligamentum fundiforme* – eine entscheidende Rolle bei der Penisverlägerungsoperation. Sie werden es später also wiedertreffen (Abb. 3 und 4).

Der Hodensack

Der Hodensack baumelt fröhlich unter dem Penis und ist an seiner Vorderseite direkt mit ihm verbunden, da die Vorderhaut des Hodens in die Haut der Penisunterseite übergeht. An dieser Stelle kann es zu einem relativen Hautüberschuss kommen, der auch als »*Penile Webbing*« bezeichnet wird (Abb. 4).

QUICK FACT

Als *Penile Webbing* (Hodensegel) bezeichnet man einen Hautüberschuss am Übergang vom Hodensack zum Penisschaft, der wie ein Truthahnhals an der Unterseite des Penis hängt (Abb. 4). Dieser Überschuss lässt den Penis kürzer erscheinen, als er wirklich ist. Daher wird im Rahmen einer Verlängerung oftmals eine Entfernung dieses Hautüberschusses durchgeführt und optisch mehr Penislänge gewonnen.

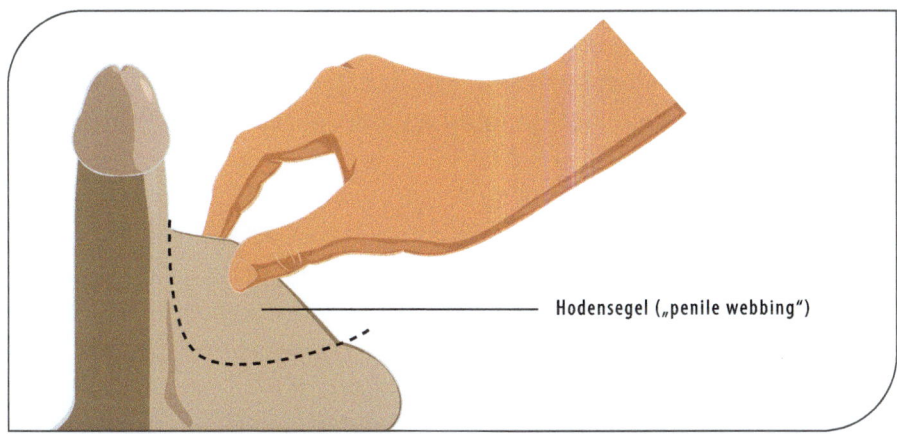

Abbildung 5 Beispiel eines relevanten Hautüberschusses am Übergang vomn Hodensack zum Penisschaft, sogenanntes Hodensegel (*Penile Webbing*).

Wie einleitend geschildert haben die Hoden ja bereits eine Reise hinter sich, wenn sie pünktlich zur Geburt oder zumindest um die Geburt herum aus dem Inneren des Körpers nach außen gewandert sind und – einer rechts, einer links – am Penis vorbei unterhalb zu liegen kommen. Sinn und Zweck dieser Akrobatik ist, dass der Hoden außerhalb des Körpers kühler gelagert ist als im Körperinneren, da sich die Spermien, die er dort unten in der »Hängematte des Hodensacks« produziert, wesentlich wohler fühlen, wenn sie kalt gelagert werden. Wenn es aber ganz und gar kalt draußen ist, aktiviert der Hoden einen kleinen Muskel, der ihn nach oben in die wärmere Nähe des Körpers ziehen kann. Das Ganze funktioniert so, als ob Sie sich einen Schritt näher ans Lagerfeuer bewegen, sollte Ihnen kalt werden, und einen Schritt weg vom Feuer, sobald es Ihnen dort zu heiß wird. Wird die Temperatur nämlich stetig innerhalb bestimmter Grenzwerte reguliert, führt dies zu einer guten und stabilen Funktionstüchtigkeit der Spermien.

Wegen dieses körperlichen Abstiegs verfügt der Hoden selbst über viele Hüllen, weil er beim Durchstoßen der Bauchwand alle Faszien und Schichten mit sich genommen hat, welche ihn nun sicher und stabil im Hodensack einpacken. Im dem 20 ml fassenden und etwa 20 g schweren Hoden selber (*Testis*) werden die Spermien produziert, die im Moment der Ejakulation durch die Samenleiter hochgedrückt werden, sich beim Durchfließen der Prostata (*Pars prostatica*) mit dem Sekret der Vorsteherdrüse (*Prostata*) vermischen und durch die Harnröhre herausgeschleudert werden.

Ähnlich wie bei einem Kaffee-Automaten, bei dem man auf »Espresso« oder »Cappuccino« drücken kann, fließen also verschiedene Flüssigkeiten durch die Harnröhre (Urin, Prostatasekret und Samen). Da der Hoden – ähnlich wie der Eierstock der Frauen – zu den Keimdrüsen gehört, kommt ihm aber auch eine weitere Funktion zu: Er produziert männliche Geschlechtshormone, wie z. B. das Testosteron. Kontrolliert von einem kleinen Steuermann im Zentrum unseres Großhirns wird der Hoden dazu angeregt, Cholesterin in Testosteron umzubauen, welches wiederum überall im Körper seine Wirkung entfaltet. Der Hoden wirkt so wie eine Fabrik, die – vom Großhirn gesteuert – wichtige männliche Hormone produziert.

QUICK FACT

Maldescensus testis

Das oben beschriebene Auswandern des Hodens aus dem Körperinneren durch den Kanal in den Hodensack, welches normalerweise rund um die Geburt abgeschlossen ist, kann gestört sein. Der Hoden kann zum Beispiel auf dem Weg hängen bleiben und aus dem Abstieg (*Descensus*) wird ein gestörter Abstieg (*Maldescensus*). Sie haben vielleicht nach der Geburt eines Kindes beobachtet, dass die Kinderärzte den Hoden sanft drücken, um zu prüfen, ob der *Descensus* reibungslos funktioniert hat. Sollte dies nämlich nicht der Fall sein und der Hoden bleibt auf halbem Wege stecken, so ist er dauerhaft einer zu hohen Temperatur ausgesetzt und die Bildung der Spermien (auch als Spermiogenese bezeichnet) wird gestört, was zu einer verminderten, gestörten oder defekten Fortpflanzungsfähigkeit führen kann. Bei ausbleibendem Kinderwunsch liegt die Ursache in ca. 20 % beim Mann und hier steht der *Maldescensus testis* ganz oben auf der Ursachenliste. Ist er also sechs Monate nach der Geburt noch nicht heruntergewandert, so muss ärztlicherseits nachgeholfen werden. Eine kleine Operation mit Fixation des Hodens in seinem Hoden-Bett ist zum Glück meist ausreichend, um das Problem dauerhaft zu lösen.

Der Schambereich

Der Bereich der Intimzone, bei der Frau auch als Venushügel bezeichnet, umfasst im Grunde genommen die behaarte Haut rund um die Peniswurzel und die darüber liegende Haut und erstreckt sich bis zum Übergang in die Bauchhaut. Bei Frauen ist diese leichte Erhebung oberhalb des Schambeines nach der römischen Liebesgöttin Venus bezeichnet. Eine Namensgebung, die ein Mann beim Gedanken an diese Region sicher nachvollziehen kann. Beim Mann hingegen, der heute auch zunehmend die Intimbehaarung in diesem Bereich entfernt, stellt der Schambereich den Übergang von der Bauchhaut zur Peniswurzel dar. In diesem Bereich, der zu großen Anteilen aus Haut und Fettgewebe besteht, verlaufen einige kleinere Nerven, seitlich ziehen die Samenstränge zum Hoden (*Funiculus spermaticus*), aber im Großen und Ganzen sind in diesem Bereich wenig komplizierte Strukturen zu finden.

Dennoch ist die Schambeinregion im Zusammenhang mit der Penisvergrößerung in mehrfacher Hinsicht wichtig: Einmal kann eine Ansammlung von Fettgewebe in diesem Bereich zu einem sogenannten Pseudomikropenis führen. Dieser Befund sollte im Rahmen einer Penisvergrößerung unbedingt mitkorrigiert werden, denn die Penislänge, die durch den Überschuss an Fettgewebe verdeckt wird, kann von außen nicht gesehen werden, obwohl sie ja vorhanden ist. Ich vergleiche dies in den Gesprächen mit meinen Patienten immer mit einem Baum, dessen Stamm im Wasser steht. Wird das Wasser nun abgelassen, kommt die volle Länge des Stamms zum Vorschein bzw. die vorhandene Länge des Penis somit voll zur Geltung.

Ein weiterer Grund, dieser Zone in diesem Buch unsere Aufmerksamkeit zu schenken, besteht darin, dass sich hier die Narbe nach einer operativen Penisverlängerung befindet. Diese ca. 3-4 cm lange, Y-förmige Narbe ist in aller Regel nach einer Heilungsphase wenig auffällig, dennoch aber vorhanden. Der Grund, dass die Narbe selbst nicht am Penis, sondern am Schambein platziert wird, ist, dass wir hier direkt an das *obere Ende* des Haltebandes kommen und dieses am Becken durchtrennen. Warum diese Narbe (zumindest bei von mir operierten Patienten) eine Y-Form aufweist, erkläre ich später, sobald wir zum Thema Penisverlängerung selbst vorgedrungen sind.

Bei einem massiven Überschuss von Fett *und* Hautgewebe kann es notwendig werden, eine operative Straffung des Schambereichs durchzuführen. Ähnlich wie bei einer Bauchdeckenstraffung ist hierfür ein Schnitt im Unterbauch notwendig, über welche der Schambereich zunächst abgesaugt und (im selben Eingriff) dann auch direkt gestrafft wird. Diese Behandlung ist zwar nur sehr selten notwendig, aber in aller Regel mit sehr guten Ergebnissen verbunden.

Sofern wir – wie in den meisten Fällen – nur wenig Fettgewebe im Schambereich vorfinden, wird es abgesaugt und direkt zur Verdickung des Penis verwendet oder eben verworfen, falls nur eine Verlängerung gewünscht ist.

QUICK FACT

Unter einem Pseudomikropenis versteht man eine massive Zunahme des Gewebes rund um die Peniswurzel, die so viel Volumen aufweist, dass der Penis teilweise in den vorschwellenden Weichteilen verloren geht. Es ist dann aber eben kein Mikropenis, da er ja an sich eine korrekte Länge aufweist, die aber nur zum Vorschein kommt, sobald man die Haut und das Fettgewebe um die Peniswurzel herum gegen den Körper drückt und den Penis auf diese Art »freilegt«.

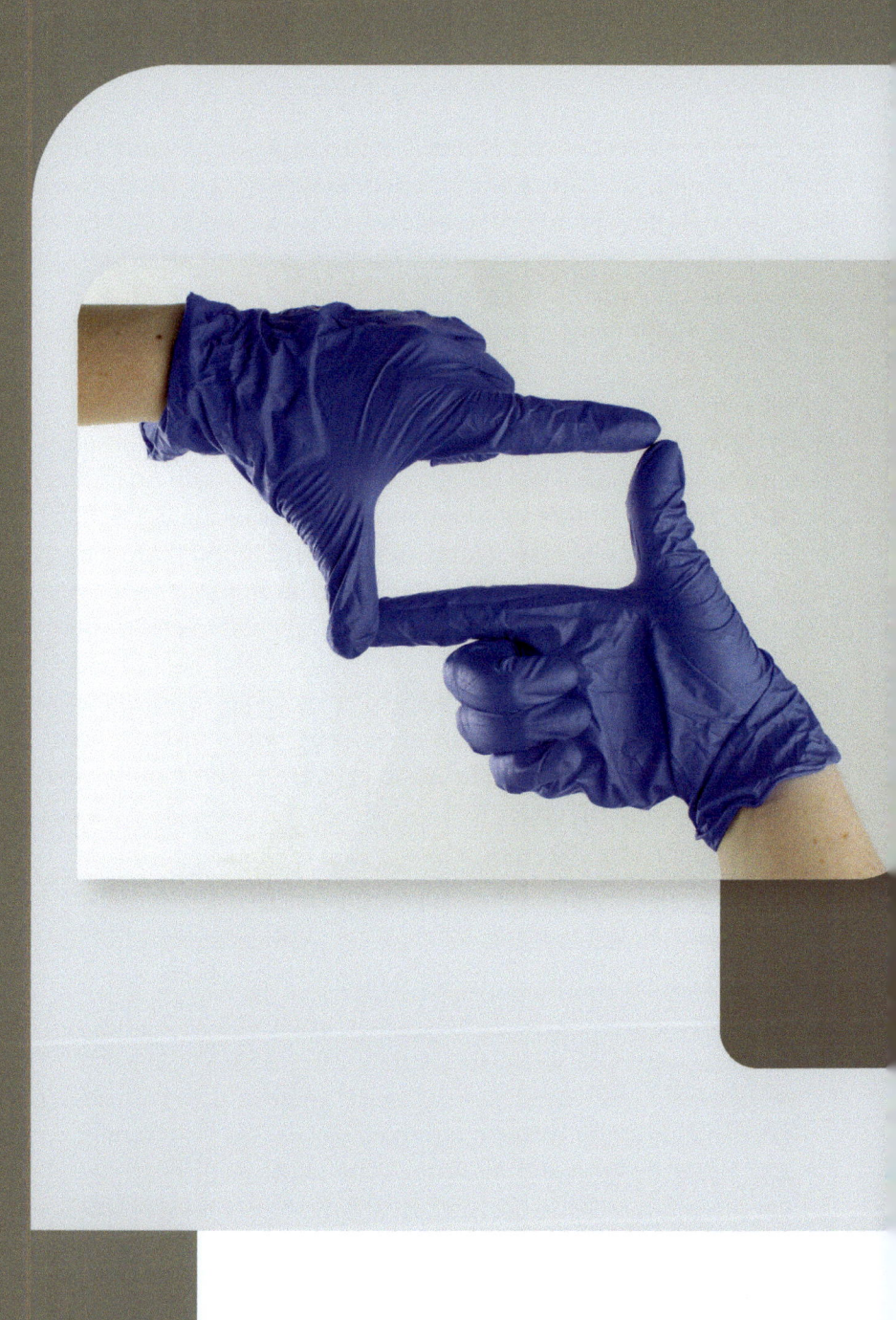

Size matters:
Größe, Dicke und Länge

Wenn wir die Patienten im Rahmen der Beratung zu Penisvergröße-rungen in der Sprechstunde fragen, warum sie mit dem Gedanken an eine solche Operation spielen, wird uns als Antwort meist der Grund des zu kleinen Penis genannt. Der Eindruck, dass die eige-ne »Männlichkeit« im wahrsten Sinne etwas zu kurz gekommen ist, entsteht aus dem subjektiven Eindruck, dass der Großteil der an-deren Männer einen größeren Penis zu haben scheint. Neben der zu kurzen Länge spielt oftmals auch die Dicke des Penis eine Rolle und unsere Patienten wünschen sich mehr Volumen im Schaft und Eichelbereich.

Was ist ein großer Penis?

Selbstverständlich gibt es in Bezug auf Länge und Dicke eines Gegenstandes im Vergleich zu einem anderen Gegenstand nicht nur ein subjektives Gefühl, sondern die Möglichkeit des objektiven Vergleichs. Das eine Auto ist faktisch schneller als ein anderes, wenn es eine höhere Geschwindigkeit erreicht. Auch ist ein Mensch größer als der andere, wenn seine gemessene Körpergröße mehr Zentimeter auf das Maßband bringt als bei dem Vergleichssubjekt. Dennoch werden wir in diesem Kapitel lernen, warum die Größe des Penis (oder sollte man besser sagen: die Kleinheit desselben) eine Mischung aus subjektiven Eindrücken und objektiven Messwerten darstellt.

Der Durchschnitt beträgt in Deutschland etwa 8 cm für den entspannten Penis und etwa 14 cm für den erigierten Zustand. Es gibt jedoch einige Unterschiede: Manche Männer verfügen über eine relativ überdurchschnittliche Länge im entspannten Zustand, beklagen aber eine nur sehr geringe Zunahme der Länge in der Erektion. Dieser auch als *Fleischpenis* bezeichnete Zustand weckt beim weiblichen Gegenüber einige Erwartungen, die dann eventuell enttäuscht werden, da der Penis zwar hart, aber eben nicht größer bzw. länger wird. Die Männer mit einem solchen Fleischpenis sind vor allem daran interessiert, dass in der Erektion mehr Länge entsteht. Sie empfinden ihren Penis im entspannten Zustand meist als akzeptabel, möchten aber mehr Länge haben, sobald die Steifheit eintritt.

Im Gegensatz hierzu stellen sich auch Männer in unserer Sprechstunde vor, die in entspanntem Zustand über einen eher kurzen Penis von zum Beispiel 6 cm verfügen, der aber in der Erektion deutlich an Länge und Dicke gewinnt. Der Grund hierfür sind die

Schwellkörper, die in der Lage sind, eine große Menge von Blut aufzunehmen. Durch den sogenannten Parasympathikus-Nerv werden die Gefäße am Schwellkörper wie Schleusen geöffnet, die das Blut in den Schwellkörper einfließen lassen. Je nachdem, wie viele Milliliter ein solcher Schwellkörper aufnehmen kann, läuft dieser dann voll und verleiht dem Penis einen entsprechenden Längen- und Dickenzuwachs. Ein Penis, der im Grundzustand eher klein ist, in der Erektion allerdings überdurchschnittlich an Länge gewinnt, wird im Volksmund auch als *Blutpenis* bezeichnet. Die Männer, die einen solchen Blutpenis ihr Eigen nennen, fragen in der Sprechstunde gezielt nach einer Möglichkeit, dem Penis im Ruhezustand zu mehr Länge zu verhelfen und sind mit der Länge in der Erektion oft vollkommen zufrieden. Dieser Gruppe kann zum Beispiel mit der Operation einer *Ligamentotomie* besser geholfen werden als der Gruppe der Fleischpenis-Träger – aber hierzu später mehr.

Die erste wissenschaftliche Veröffentlichung, die sich strukturiert mit dem Thema Penisgröße beschäftigt hat, wurde 1899 in der Münchner Medizinischen Wochenschrift publiziert. Es wurde die Penisgröße von 50 Männern im Alter von 17 bis 35 Jahren untersucht. Die Messung des schlaffen Glieds (die Erektion wurde nicht berücksichtigt) ergab einen Mittelwert von 9,41cm. Auch wenn es beinahe ein halbes Jahrhundert benötigte, um weitere Studien zu diesem Thema hervorzubringen, legte diese Veröffentlichung den Grundstein für eine Reihe weiterer Untersuchungen der Penisgröße des Mannes. Eine Übersicht gibt die folgende Tabelle auf der nächsten Seite wieder:

Autoren	Jahr	Anzahl	Alter	Länge (s)	Länge (z)	Länge (e)	Umfang (s)	Umfang (e)
Loeb	1899	50	17-35	9,41	-	-	-	-
Schonfeld	1942	196	17-25	-	13,1	-	8,5	15,8
Kinsey	1948	2770	20-59	9,7	16,7	-	-	-
Bondil	1992	905	17-91	10,7	16,7	-	-	-
De Ros	1994	150	?	-	-	14,5	11,05/12	12,3
Wessells	1996	80	21-82	8,6	12,5	12,9	9,71	12,57/12,19
Bogaert	1999	935/4187*	-	10,4/9,8	-	16,4/15,6	9,75/9,4	-
Ponchietti	2001	3300	-	9	12,5	-	10	-
Schneider	2001	111	18-32	8,6	-	14,5	-	-
Awward	2005	271	17-83	9,3	13,5	-	8,9	-

Abbildung 6: Wissenschaftliche Artikel zum Thema Penisgröße des Mannes; (s) = schlaff; (e) = erigiert; (z) = Penis unter manuellem Zug; * Bogaert und seine Coautoren untersuchten 935 homosexuelle und 4187 heterosexuelle Männer.

Werfen wir aber mal einen Blick auf die »normale Verteilung« der Penislänge und -dicke in der Bevölkerung. Zunächst schauen wir auf die deutsche beziehungsweise europäische Bevölkerung. Die in Deutschland im Durschnitt 180 cm großen Männer verfügen über eine durchschnittliche Erektionslänge von 14,5 cm. Die Länge des Penis im Verhältnis zur Körpergröße beträgt demnach gut 8 %. Diese Prozentzahl ist wichtig, um einen Vergleich zu anderen Bevölkerungsgruppen zu ziehen, da ja das Verhältnis des Penis zur Körpergröße maßgeblich dafür verantwortlich ist, als »wie lang« der Betrachter eine Mannespracht empfindet.

Analysieren wir die Länge im schlaffen Zustand, so finden wir einen Durchschnittswert von etwa 8,5 cm. Für beide Werte gilt, dass es große Unterschiede gibt und die Werte den Mittelwert wiedergeben. Wie viele weitere Maße in der Natur verteilt sich die Penislänge nach der sogenannten Normalverteilung (Gauß-Verteilung, Abb. 7). Um seine eigene Länge wirklich einordnen zu können und zu beurteilen, ob man eine über- oder unterdurchschnittlichen Länge sein Eigen nennen kann, müssen wir kurz einen Blick auf diese sogenannte Normalverteilung werfen.

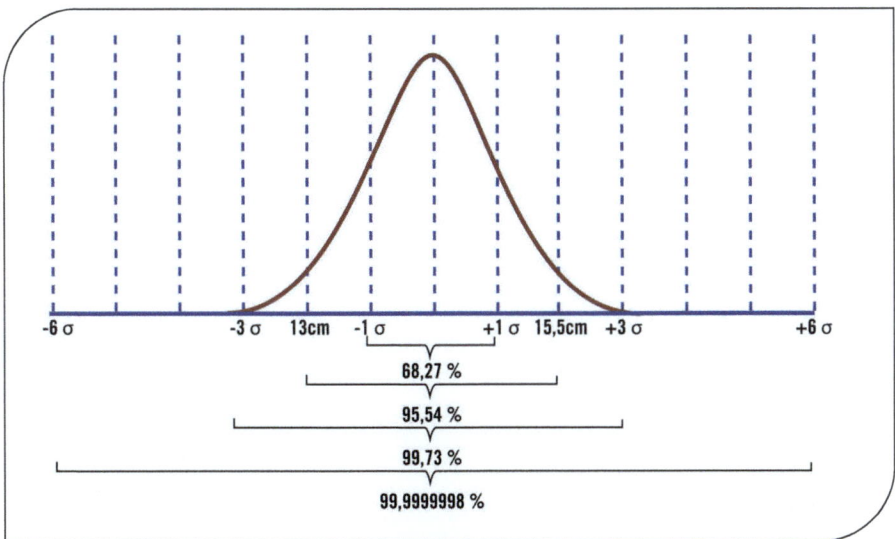

Abbildung 7   Penislänge und Penisdicke verteilen sich wie viele Merkmale im Rahmen der Gauß´schen Normalverteilung.
Im Mittel weisen die Penisse eine unerigierte Länge von 8 cm auf.

Nehmen wir also 14,5 cm als Mittelwert für die erigierte Penislänge an, dann entspricht der höchste Punkt der Kurve diesem Wert. Anders formuliert: Zählt man die Länge aller Deutschen Penisse zusammen und teilte diese durch die Anzahl aller gemessenen Einzelwerte, so ergibt sich der Mittelwert von 14,5 cm. Dies bedeutet nicht, dass die allermeisten Männer über genau 14,5 cm verfügen, sondern dass sich 68 % aller Männer in der Nähe von 14,5 cm befinden. Denn diese Anzahl (68 % bzw. knapp 7 von 10 Männern) fallen in einen Bereich, den man auch als Standardabweichungs-Intervall bezeichnet. Dieses erstreckt sich von etwa 13-15,5 cm. Einige liegen innerhalb dieser Gruppe, also oberhalb des Mittelwertes (14,5-15,5 cm), und wieder andere darunter (13-14,5 cm). Diese Streuung um den Mittelwert von 14,5 cm nennt man übrigens *Varianz*. Sie fühlen sich ein wenig in die 6. Klasse des Mathematikunterrichts zurückversetzt? Geht mir auch so, allerdings ist es wichtig, diese Werte zu kennen und zu verstehen, um sich selbst und die eigene Penislänge und -dicke richtig einordnen zu können. Denn wenn Sie zu dieser Gruppe gehören, muss man Ihre Penislänge als »normal« bezeichnen, auch wenn Sie dies bei einer Länge von 13 cm subjektiv als »zu kurz gekommen« empfinden.

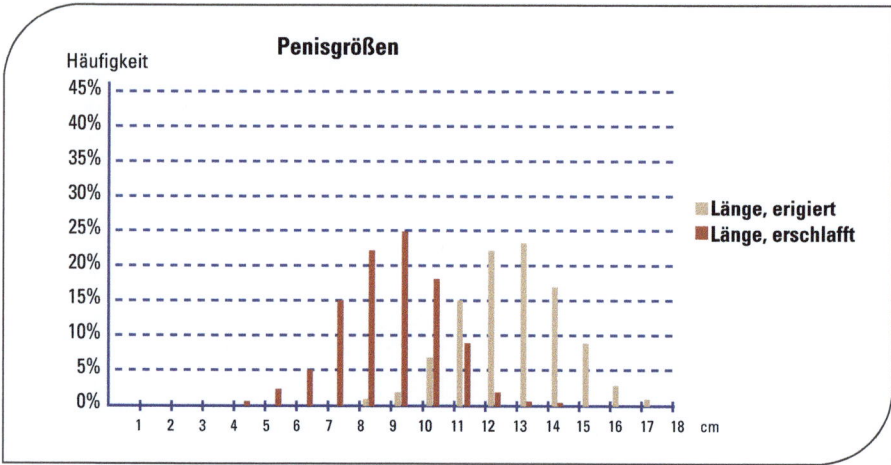

Abbildung 8 Verteilung der unerigierten (erschlafft, rot) und erigierten (steif, orange) Penislängen
am Beispiel einer Studie.

Allerdings gehören nach Adam Riese auch gut 30 % nicht zur Durchschnittsgruppe. Diese liegen am Rand der Kurve, also oberhalb oder unterhalb der ersten oder zweiten Standard-Abweichung. Je weiter man in die Randzone vordringt, desto seltener werden die Exemplare. Die Anzahl der Männer, die über einen besonders kurzen beziehungsweise außergewöhnlich langen Penis verfügen, ist sehr gering. Nur etwas mehr als 2 % sind von einem echten *Mikropenis* betroffen, zeigen also eine so geringe Penislängen, dass man diese offiziell als »Mikropenis« bezeichnet. Auf der anderen Seite des Spektrums sieht es identisch aus: Nur gut 2 % der Männer verfügen über eine außergewöhnlich lange Anatomie.

Wie bereits am Anfang des Kapitels geschildert, spielt neben der Länge außerdem das Volumen des Penis eine Rolle. Hier unterscheiden wir zunächst *Umfang* und *Durchmesser*. Um den Unterschied nochmals kurz ins Gedächtnis zu rufen, hier eine hilfreiche Abbildung:

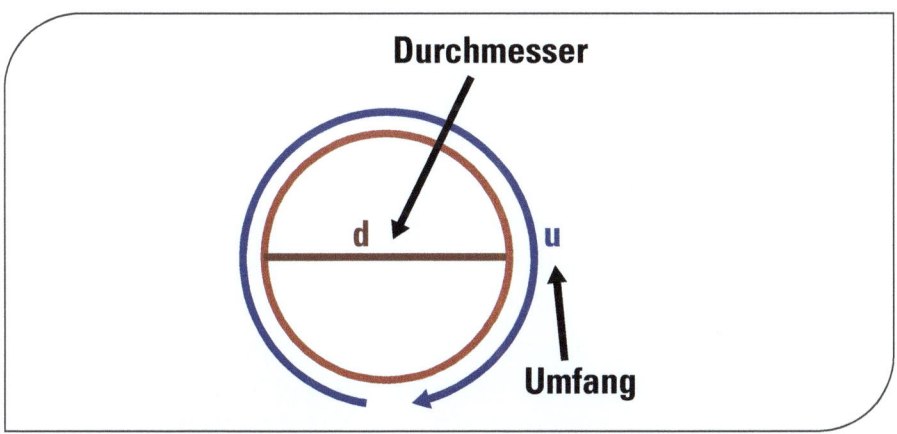

Abbildung 9 Wir geben die Dicke des Penis in »Umfang« an. Den Zusammenhang zwischen Durchmesser und Umfang demonstirert diese Abbildung.

Schüler aufgepasst! Der Matheunterricht geht aber noch weiter: Da man (offensichtlich) den Durchmesser nicht bestimmen kann, ohne den Penis durchzuschneiden (und das würde weder auf unserer Seite noch auf Seiten unserer Patienten zu größeren Glückgefühlen führen), greifen wir auf die Messung des Umfangs zurück. Wie Sie Länge und Umfang richtig messen, erfahren Sie übrigens im folgenden Kapitel. Der durchschnittliche Umfang in der Erektion liegt bei 11,5 cm, während der entspannte Penisschaft einen durchschnittlichen Umfang von etwa 8 cm zeigt. Wie oben bereits beschrieben, verteilt sich auch die Dicke (Umfang beziehungsweise Durchmesser) nach der Gauß-Verteilung, so dass uns die Natur alles präsentiert: lang und dick, lang und dünn, kurz und dick und kurz und dünn.

Penislänge

Um vorab klar zu stellen, was wir messen, wenn wir Penislänge meinen, hier eine kleine Anleitung. Wir messen grundsätzlich drei Zustände:

1. die Länge im schlaffen Zustand
2. die Länge im »langgezogenen« Zustand
3. die Länge im erigierten Zustand

In allen drei Fällen wird mit einem flexiblen Maßband an der Oberseite des Penis gemessen. Man beginnt die Messung in der Falte, die sich in der Haut beim Übergang der Schambeinhaut zum Penis bildet, legt das Maßband an den Penisschaft an und liest die Zentimeter an der Öffnung der Harnröhre ab. Sollte der Penis leicht durchgebogen sein (nach oben, nach unten oder zur Seite), so wird das Maßband auf den Penisschaft gelegt und sollte an keiner Stelle wie eine Gitarrenseite in der Luft schweben. Sonst wird nicht die ganze Länge erfasst und die Messung ist unbrauchbar.

Für den schlaffen Zustand ist das ganze Prozedere eher einfach. Der Penis wird auf den Hodensack abgelegt und die Messung in der oben beschriebenen Art und Weise durchgeführt. Nun erfolgt die Messung in der langgezogenen Variante. Hierfür wird das Maßband am besten an der Hautfalte mit einem Pflaster fixiert und die linke Hand greift zum Beispiel mit Daumen und Mittelfinger den Penis am Übergang von Schaft zur Eichel und zieht diesen lang, bis ein spürbarer Anschlag, also ein Widerstand entsteht. Schmerzen sollten beim Ziehen nicht zu fühlen sein. Nun wird die Messung entsprechend wiederholt.

Die Messung in der Erektion macht den größten Spaß: Dafür müssen Sie Ihre warmen Gedanken sortieren oder einschlägige Filmchen im Internet bemühen, um den Motor zu starten. Nach ausreichender Stimulation sollte dann die Messung durchgeführt werden.

QUICKFACT

Bitte nicht nach der Ejakulation (Samenerguss) messen, da sich hier die maximalen Werte schon wieder zurückbilden und falsch-zu-tiefe Werte gemessen werden könnten.

Die Penislänge wird im wahrsten Sinne maßgeblich davon beeinflusst, wie viel Blut sich in den beiden großen Hauptschwellkörpern befindet. Die Schwellkörper selbst haben die Form von Raketen, verfügen allerdings über eine »straffe Plane« als Hülle, die sogenannte Tunica albuginea. Innerhalb dieser Raketen befindet sich ein Netz aus Arterien und Venen. Durch die Arterien fließt Blut in den Penis ein, durch die Venen fließt es wieder zurück in den Körper. Die straffe Plane, welche die Schwellkörperraketen umschließt, spannt sich in der Erektion auf und liegt ansonsten wie ein schlaffer Sack im Innersten den Penis. Am hinteren Ende der Schwellkörper, also tief im Körperinneren, befinden sich die zuführenden Gefäße (Arterien), die die Schwellkörper mit Blut versorgen und ein Geflecht aus abführenden Gefäßen (Venen), die das Blut nach der Erektion wieder zurück in den Körperkreislauf führen. Genau hier liegt eine entscheidende Schaltstelle, die man als Lustschleuse bezeichnen kann. Wird nämlich durch einen bestimmten Reiz der Blutrückfluss zum Körper gestoppt, dann kommt es wie auf der Autobahn bei gesperrter Abfahrt zu einem Blutstau im Penis. Fertig ist die Erektion. Das Blut verbleibt im Penis, bis die Lustschleuse sagt, dass es wieder abfließen darf. Dann werden die Schleusentore geöffnet, beziehungsweise wird die Autobahnabfahrt freigegeben und das Blut kann zurück in den Körper fließen (Abb.10).

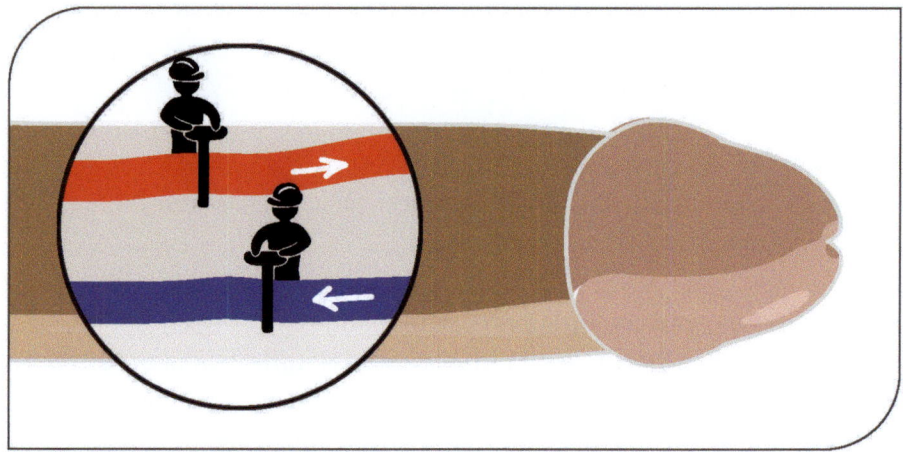

Abbildung 10 Die Erektionssteuerung erfolgt durch Zufluss arteriellen Blutes (rot) bzw. durch Abfluss des venösen Blutes (blau) in die 3 Schwellkörper.

Gesteuert wird das ganze Schauspiel über das sogenannte vegetative Nervensystem, also den Teil unseres Nervennetzes, den wir nicht aktiv beeinflussen können. So sehr Sie es auch versuchen, Sie können schlecht genau jetzt eine Erektion herbeiführen. Noch dramatischere Erinnerungen könnte dieses verflixte vegetative Nervensystem bei Ihnen hinterlassen haben, wenn das Blut ungewollt sehr früh wieder aus den Schwellkörpern herausgelassen wird und Sie merken, wie Ihre Manneskraft gegen ihren Wunsch langsam abnimmt. Sie wissen sicher, welche Situationen ich meine. Dieses vegetative Nervensystem hat also den entscheidenden Einfluss auf den Start und die Landung Ihrer Schwellkörper-Raketen. Wie funktioniert diese Steuerung genau?

Das vegetative Nervensystem besteht aus zwei Nervensystemen, nämlich dem sogenannten *Sympathikus* und seinem Gegenspieler, dem *Parasympathikus*. Beide haben Einfluss auf nahezu jede Körperfunktion, egal, ob wir über das Schwitzen, die Speichelproduktion, die Magen-Darm-Funktion oder eben über die Sexualfunktion sprechen: Ohne diese beiden Systeme ginge gar nichts. Der eine Nerv (*Sympathikus*) ist für die Erregung und die Erektion zuständig, während der andere Nerv (*Parasympathikus*) den Orgasmus, die Ejakulation und Entspannungsphase einleitet. Die beiden Systeme des vegetativen Nervensystems funktionieren wie die beiden Ausleger einer Waage und sind somit Gegenspieler und gleichzeitig auch voneinander abhängig. Die Aktivität des einen Anteils führt zu einer Bremswirkung auf den anderen. Daher kommt es auch immer zu einem Nachlassen der Erektion nach dem Samenerguss. Eine logische Folge dieses Nerven-Duetts.

Doch nun zurück zur Penislänge: Wie bereits erläutert verfügt der Penis über drei Schwellkörper, die sich von tief im Inneren des Körpers bis in die Eichelspitze ziehen. Zwei von ihnen liegen an der Oberseite des Penis (*Corpora cavernosa*) und einer liegt an der Unterseite (*Corpus spongiosum*) und umschließt die ebenfalls hier verlaufende Harnröhre. Die Schwellkörper haben eine Ausgangsgröße, also eine gewisse Länge, die auch der eigentlichen Penislänge entspricht. Sie haben außerdem ein individuelles Fassungsvermögen, können also von Mann zu Mann unterschiedlich viel Blut aufnehmen. Hierdurch erklärt sich das Phänomen des *Fleischpenis* und den *Blutpenis*. Während nämlich im Fleischpenis zwar große Raketen eingebaut sind, die dem Penis auch im schlaffen Zustand ein ordentliches Volumen geben, können diese Schwellkörper nicht so viel Blut zusätzlich aufnehmen. Das bedeutet, dass der Größenzuwachs (also Längenzuwachs *und* Dickenzuwachs) in der Erektion nicht wesentlich zunimmt. Dem gegenüber steht die als Blutpenis bezeichnete Bauweise, bei welcher die Schwellkörper wirklich winzig sein können, aber bei einem Blutzufluss, also in der Erektion, eine enorme Menge an Blut aufnehmen und der Penis so extrem an Größe zulegt. Natürlich handelt es sich in den meisten Fällen um Bauweisen, die weder das eine Extrem darstellen noch das andere, sondern Penisse, die eher einer der Gruppen zuzuordnen sind. In der englischen Sprache heißen die beiden Formen übrigens »grower« (Blutpenis) beziehungsweise »shower« (Fleischpenis). Sie wissen sicher sofort, ob Sie der Blut- oder Fleischpenistyp sind, oder ob diese extremen Formen der Bauweise bei Ihnen nicht vorkommt. Übrigens: Einer Studie von Wessels nach gehören 80 % der Männer eher in die Gruppe der Blutpenisse und nur 20 % sind mit einem Fleischpenis ausgestattet.

Beide Gruppen haben dabei ganz unterschiedliche Probleme: Wie man sich vorstellen kann, beklagt sich der Blutpenis-Mann vor allem darüber, dass sein Penis im erschlafften Zustand klein ist, während er mit dem steifen Zustand sehr zufrieden ist. Der Fleischpenis-Mann ärgert sich darüber, dass der eigentlich große Penis in der Erektion kaum an Länge gewinnt. Wir werden gleich lernen, warum wir dem einen Patienten mit einer OP besser helfen können als dem anderen.

Penisdicke

Die Penisdicke wird bestimmt, indem im schlaffen Zustand ein flexibles Maßband in der Schaftmitte (also auf halbem Wege von der Penisbasis zur Penisspitze) um den Penis herumgelegt wird. Ähnlich wie beim Messen einer Kragenweite wird nun spannungsfrei das Maßband angelegt und die Zahl abgelesen.

Diese Messung wird im steifen Zustand wiederholt. Beide Werte werden notiert.

Die Dicke des Penis ist durch zwei anatomische Strukturen definiert. Der Durchmesser der Schwellkörper spielt dabei die entscheidende Rolle. Wie wir weiter vorn gelernt haben, handelt es sich bei Durchmesser und Umfang um zwei verwandte Größen. Zwischen den drei Schwellkörpern und der Haut liegt eine sehr dünne Schicht mit Fettzellen und Kollagenfasern. Diese sind dort als Verschiebeschicht angelegt und ermöglichen der Penishaut ein reibungsloses Gleiten über die Schwellkörper. Dies ist vor allem insofern wichtig, als der Penis viele Zustände haben kann und sich die Haut flexibel der zu- und abnehmenden Größe an den Penis anpassen muss. Diese feine Verschiebeschicht trägt zwar nur sehr wenig zur Dicke des Penis bei, wird aber von uns für die Verdickungsoperation genutzt und hat somit eine wichtige Bedeutung.

Mit dem Öffnen der Schwellkörperschleusen (durch den *Nervus sympathikus*) strömt das arterielle Blut in die Schwellkörper und wird in dem reichlich verzweigten Gefäßnetz zwischengespeichert. Der Penis wird hart und somit dick und lang. Da auch die Eichel über einen solchen Schwellkörperanteil verfügt, wird auch sie hart und nimmt an Volumen zu. Werden – zum Beispiel nach der Ejakulation – die abführenden Schleusentore an den Schwell-körpern geöffnet und das Blut fließt wieder in den Körperkreislauf zurück, nehmen sowohl die Länge als auch die Dicke des Penis ab.

Oftmals wird nur über die Länge des Penis gesprochen. »Länge läuft!« oder »Was ist wichtiger als Länge? Noch mehr Länge!« – wer kennt die Sprüche nicht? So lang so gut. Allerdings ist die Länge des Penis nicht die einzige Qualität, die einen ästhetisch-funktionellen Penis ausmacht. Wir wissen aus Studien, dass die Länge des Penis vor allem für den Mann wichtig zu sein scheint. Ab einer Länge von mehr als 15-17 cm im erigierten Zustand kann der Penis der Frau beim Sex sogar Schmerzen bereiten. Auch ein Anstoßen der Penis-spitze an den Muttermund ist möglich und kann zu einem Abkni-cken des Penis führen.

QUICKFACT

Bei sehr starken (Stoß-)Bewegungen kann dies wiederum zu ei-nem *Penisbruch* führen. Hierbei bricht die recht straffe Kapsel der Schwellkörper an einer Stelle. Ein schmerzhafter und zum Teil ent-stellender Penisschiefstand kann die Folge sein. Dieser muss nicht selten operativ korrigiert werden, was wiederum eine Verkürzung zur Folge hat, wegen der uns die Patienten häufig nach einer sol-chen Sex-Verletzung aufsuchen.

Befragt man die Frauen, was für sie wichtig ist, wird neben einer vernünftigen Länge oftmals die Dicke genannt. Die sexuelle Erregung funktioniert bei der Frau im Genitalbereich über die Stimulation von Klitoris und G-Punkt. Beide liegen im Akt weit von der Penisspitze entfernt, werden aber durch die Penisdicke stimuliert. In einer Untersuchung des Kollegen Whibley aus dem Jahr 2007 gaben dementsprechend 90 % der befragten Frauen an, dass die Dicke des Penis für sie selbst eine größere Bedeutung habe als seine Länge. Aber auch der Mann profitiert sexuell von einem Penis mit großem Durchmesser, denn die Zunahme an Reibung bei der Penetration erregt auch den Mann mehr und lässt das sexuelle Erlebnis intensiver ausfallen.

Sag mir, woher Du kommst …!

Wie man im Internet auf verschiedensten Seiten lesen kann, ist es für die Größe (vor allem die Erektionslänge) des guten Stücks entscheidend, welcher ethnischen Gruppe man angehört. Auflistungen wie die in Abbildung 11 (Quelle: *gofeminin.de*) sehen bei der Länge den afrikanischen Kongo mit bald 18 cm ganz vorne, während Südkorea mit knapp 10 cm das Schlusslicht bildet. Dass Schwarzafrikaner besonders große Anatomien vorweisen können und Asiaten schlecht ausgestattet sein sollen, erzählt man sich bereits seit vielen Dekaden. Aber was ist daran fundiert und wissenschaftlich überprüfbar?

Machen wir es also so, wie es sich bewährt hat, wenn man einer Frage wirklich auf den Grund gehen will: Wir benötigen wissenschaftlich fundierte Daten. Es kann durchaus sein, dass die Angaben, die wir im Internet finden, von diesen wissenschaftlichen Erkenntnissen stammen, aber um auf der sicheren Seite zu sein, sollte man die Studien schon selber kennen. Eine kurze Recherche in medizinischen Plattformen bringt nur wenige Studien ans Tageslicht.

In einer türkischen Studie von Söylemez und Kollegen wurden Daten von über 2000 türkischen Männern ermittelt, welche zwischen 18 und 39 Jahre alt waren. Wie es üblich ist, wurden am Penis drei Messwerte erhoben: die Länge, die Länge bei Zug am Penis und seine Dicke. In der Studie wurden Werte von 8,95 cm (ohne Zug), 13,98 cm (unter Zug) und 8,89 cm (Umfang) gemessen.

In einer weiteren Untersuchung wurden 3300 junge Italiener untersucht. Jung bedeutete hier 17-19 Jahre. Der untersuchende Arzt Ponchietti fand hier Werte von 9 cm (ohne Zug), 12,5 cm (unter Zug), sowie 9 cm Umfang.

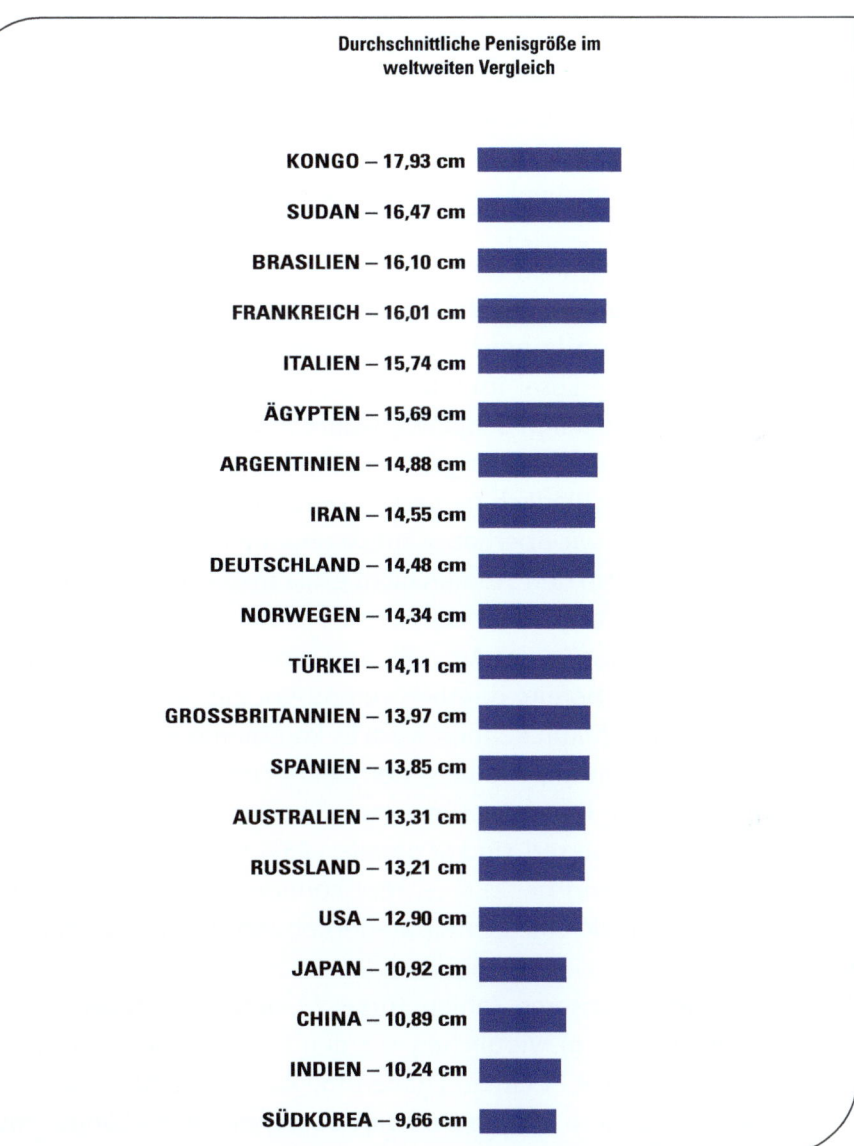

Abbildung 11 Angebliche durchschnittliche Penislängen in verschiedenen Ländern. Ob diese Daten der Wahrheit entsprechen lassen wir dahin gestellt ...

Nehmen wir noch eine iranische Studie von Mehraban und Kollegen hinzu. Sie untersuchten 1500 iranische Männer im Alter zwischen 20-40 Jahren. Sie haben nur die entspannte Länge gemessen, nachdem der Mann einmal kräftig an seinem Penis gezogen hatte. Die Werte in dieser Studie lagen bei 11,58 cm (ohne Zug) und 8,66 cm (Umfang).

Wir könnten hier noch weitere Studien beschreiben. Aber bleiben wir mal bei den ausgewählten drei Ergebnissen. Was kann man aus diesen Daten lernen? Das erste und offensichtliche Problem ist, dass sich die Leser im Internet beinahe nur für die Erektionslänge zu interessieren scheinen, während alle wissenschaftlichen Untersuchungen die unerigierte Länge untersuchten. Dann fällt auf, dass unterschiedlich gemessen werden kann: Es ist wichtig zu definieren, was wir überhaupt messen wollen. Die Penislänge, ok! Aber diese wird in den Studien nicht exakt in gleicher Art und Weise bestimmt. Die Technik des Messens ist entscheidend, denn kleinere Abweichungen in der Art, wie der Studiendoktor misst, können die Ergebnisse bereits deutlich verändern. Ein weiteres Problem, das wohl jeder Mann kennen wird: Es kommt ein wenig auf die jeweilige Situation an, wie lang der kleine Freund gerade ist. Oder eben der große Freund: Ist man nervös oder entspannt, leicht erregt oder total relaxed, sind es gerade +25°C oder macht man einen Winterspaziergang bei -3°C ... Hier können sich rasch Messfehler einschleichen, die eine echte Datenerhebung stören können.

Also zurück zu unseren Zahlen: Türkei 13,98 cm und Italien 12,5 cm (jeweils unter Zug). Verglichen mit den Erektionslängen aus dem Internet: Türkei 14,11 cm und Italien 15,74 cm. Passt also auch nicht wirklich. In puncto »Deine Herkunft bestimmt Deine Länge« müssen wir also erkennen, dass wir keine sicheren Daten zu diesem Ansatz finden können.

Kann man vom schlaffen Penis nun irgendwie auf die Länge in Erektion schließen? Eine Studie von Chen aus Israel widmete sich dieser Frage und verglich den schlaffen Penis, den schlaffen Penis unter Zug und den erigierten Penis miteinander. Die Ergebnisse sind interessant. Er fand heraus, dass das Verhältnis von schlaffer Länge zu Länger unter Zug mit 450 g Kraft am besten die erigierte Länge widerspiegelt. In einfachen Worten: Wenn Sie ein Gewicht von 450 g an Ihren Penis hängen, sehen Sie ungefähr die Erektionslänge! Chen ließ daraufhin verschiedene Urologen am Penis ziehen und fand heraus, dass diese in aller Regel mit weniger Kraft ziehen, als es notwendig ist, um die Erektionslänge vorauszusagen.

Dies bedeutet für uns, dass wir die Länge »unter Zug« als vorsichtigen Annäherungswert an die Erektionslänge verwenden können, allerdings eher von etwas mehr Erektionslänge ausgehen sollten.

An der Nase eines Mannes ...

Wer kennt ihn nicht, den guten alten Spruch: An der Nase eines Mannes erkennt man sein' Johannes! Doch nicht nur die Länge der Nase soll uns Auskunft über die Dimensionen in der Hose geben, nein, auch andere Körperteile stehen in dem Verdacht, eine Vorhersage über die Länge und die Dicke des Penis zu erlauben (in der Medizin holprig *somatometrische Prädiktion* genannt). Es wird Zeit, dass wir uns diese Körperteile mal genauer ansehen und erforschen, ob sie uns das Geheimnis des Intimbereichs verraten können.

Zunächst einmal steht die **Körpergröße** im Verdacht, uns etwas über den Penis sagen zu wollen. Klingt doch erstmal ganz logisch: Großer Mann hat großen Penis. Würde ja Sinn ergeben, denn wie würde bloß ein normaler großer Penis an einem 2-Meter-Hünen ausschauen? Insgesamt finden sich hierzu in der Forschung 9 Studien zu diesem Thema. Ergebnis: Nur eine Studie fand eine schwache Verbindung zwischen Körpergröße und Penislänge (in schlaffem Zustand). Alle anderen Studien fanden eine sehr schwache bis nicht vorhandene Verbindung zwischen diesen beiden Körpermerkmalen.

Wie schaut es denn mit dem **Körpergewicht** aus? Ist es nicht so, dass Übergewichtige oftmals in dem Verdacht stehen, besonders kleine, kurze oder dünne Penisse zu haben? Auch hier lohnt sich ein Blick in die Literatur: Sowohl im schlaffen Zustand als auch in der Erektion fand keine Untersuchung einen starken Zusammenhang zwischen Körpergewicht und Penisgröße. Eine Studie vermutet aus den vorliegenden Daten einen negativen Zusammenhang, also dass ein großes Gewicht eher mit einem kurzen Penis einhergeht. Allerdings halten auch hier die Daten einer genaueren Betrachtung nicht stand. Dünne und dicke Männer haben also vergleichbare

Ausstattung in der Hose. Erwähnt sei an dieser Stelle, dass auch aus meiner ärztlichen Erfahrung heraus der Penis bei übergewichtigen Männern klein erscheint, da umliegende Gewebe diesen verdecken. Dieser auch als Pseudomikropenis bezeichnete Zustand kann sehr gut operiert werden, da unter dem Fettmantel ein normaler Penis auf seine archäologisch-chirurgische Ausgrabung wartet.

Dass die **Länge des Zeigefingers** einen Rückschluss auf den »schlimmen Finger« erlaubt, ist ebenfalls ein Gerücht. Zwei Studien zu diesem Thema finden keinen Zusammenhang zwischen diesen beiden Merkmalen. Der erhobene Zeigefinger sollte also keinerlei Träume in der Damenwelt beflügeln, kann es doch sein, dass auf den angeberisch erhobenen Zeigefinger bald die Ernüchterung folgt.

Auch das **Hodenvolumen** und die **Schuhgröße** fallen weg, denn auch diese beiden Eigenschaften haben keine Korrelation mit dem besten Stück.

Sieben weitere wissenschaftliche Untersuchungen beschäftigen sich mit dem **Alter** und der Penisgröße. Der junge, sportliche 21jährige geht mit Sicherheit davon aus, dass ein 84jähriger Rentner in puncto Länge und Dicke nicht mit ihm mithalten kann. Zwei der Studien stellten auch tatsächlich eine sehr leichte Korrelation zwischen Alter und Größe fest, allerdings grenzt sie hart an einen Zufall. Es verwundert nicht, dass nur die Körpergröße einen gewissen Vorhersagewert besitzt, während alle anderen Vergleiche eher Märchenerzählungen zu sein scheinen.

Meta-Analyse: der Durchschnitt von 15521 Männern

Im Jahr 2014 hat sich eine Gruppe britischer Wissenschaftler die Mühe gemacht, unterschiedliche Studien herauszusuchen und eine Gruppe von insgesamt 15521 Männern zu vergleichen. Ziel war herauszufinden, was »normale Penisdimensionen« sind. So heißt die Studie entsprechend »*Am I normal? A systematic review and construction of nomograms for flaccid and erect penis length and circumference in up to 15 521 men*«.

Hier nun die Zahlen dieser Gruppe von Männern:
Penislänge ohne Zug: 9,16 cm (n=10704 Männer)
Penislänge unter Zug: 13,24 cm (n=14160 Männer)
Penislänge erigiert: 13,12 cm (n=692 Männer)
Penisumfang schlaff: 9,31 cm (n=9407 Männer)
Penisumfang erigiert: 11,66 cm (n=381 Männer)

Auffällig ist, dass nur sehr wenige gute Daten zu den Dimensionen in Erektion vorliegen. Die Anzahl der Männer (n), bei denen die Daten gut genug für eine analytische Auswertung waren, sind in der Gruppe der Erektion erstaunlich klein. Daher sollten diese Daten nicht zu ernst genommen werden, denn es wären deutlich größere Gruppen notwendig, um eine statistische Aussage zu treffen.
Eine weitere uns bereits bekannte Erkenntnis aus der Studie ist, dass lediglich die Körpergröße einen gewissen Hinweis auf die Penislänge geben kann. Alle anderen körperlichen Dimensionen, von denen angenommen wird, dass sie etwas über die Penislänge aussagen, sind null und nichtig. Auch diese Studie bestätigte, dass der Geburtsort keinen sicheren Aufschluss über die männlichen Dimensionen gibt. Nun sind wir wenigstens ein bisschen schlauer: Wir wissen nämlich nun, dass wir nichts wissen ...

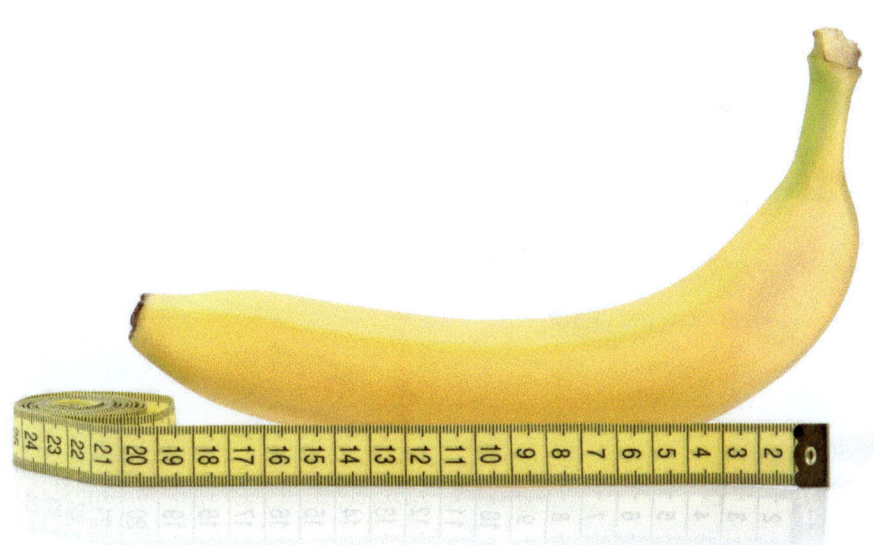

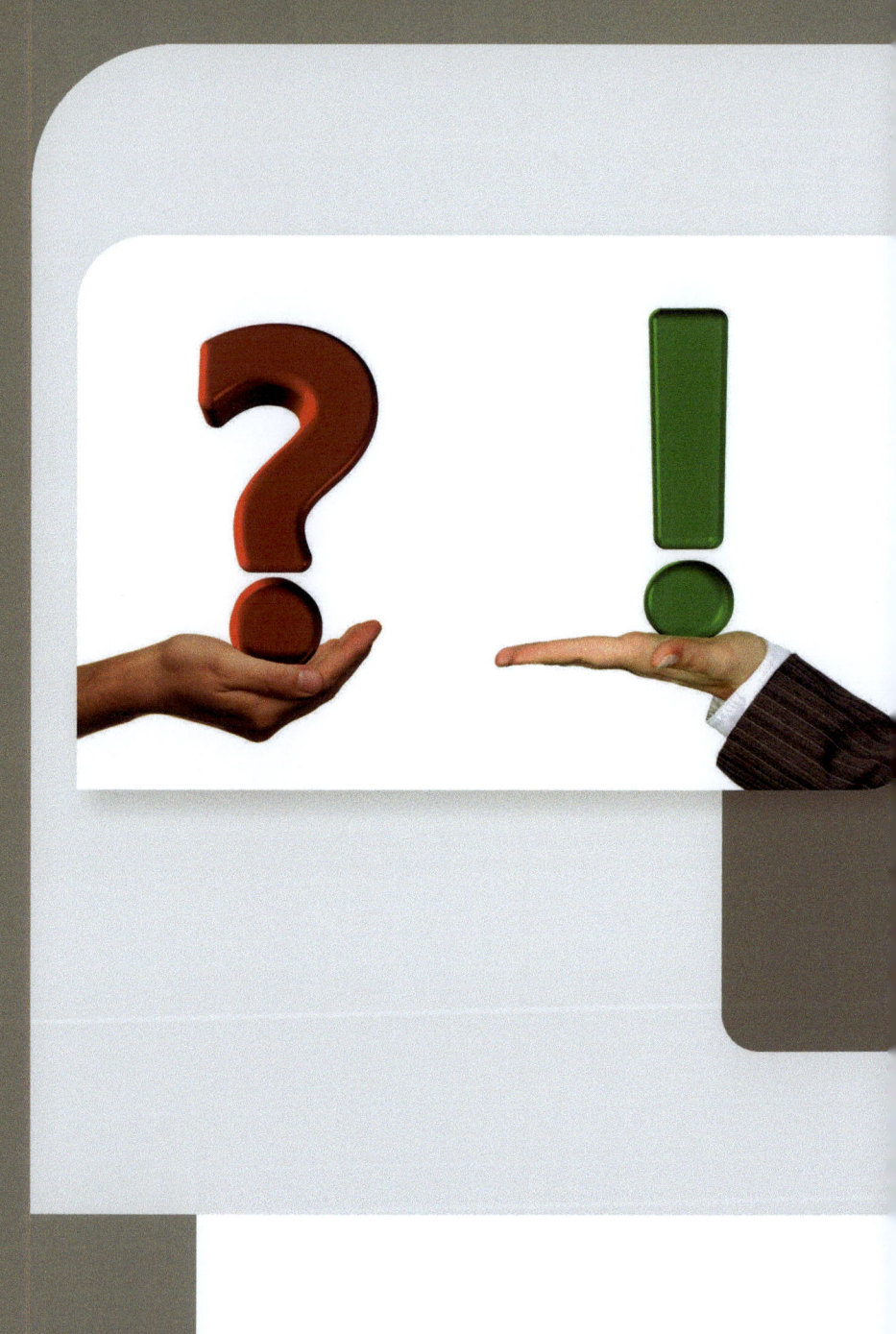

Die richtigen Erwartungen

Sie wissen sicher längst, dass die auf den Titelbildern der Hochglanzblätter abgebildeten Modelle heute immer technisch nachbearbeitet werden. Kaum öffnen Sie eines der einschlägigen Medien, begeben Sie sich in eine Scheinwelt und sind umgeben von Menschen und Dingen, die wir gerne anschauen (sollen!). Wer möchte nicht gern Anteil haben an dieser schönen neuen Welt?

Die Rolle der Medien/des Internets

Körperliche Attribute wie große, perfekt geformte Brüste bei Frauen, ein knackiger Po beim Mann oder aber auch der große Penis verhelfen Verlagen seit vielen Jahrzehnten, die Auflagen zu steigern und mehr Umsatz zu generieren. Früher war die Frau das anvisierte Zielobjekt dieser Magazine. Längst hat die Branche auch den Mann als treuen Leser und damit natürlich als Käufer entdeckt: Vom Grillmagazin bis hin zu unzähligen Sportzeitschriften quellen die Kioskregale über und konfrontieren uns täglich mit dem perfekten Männerbild. Der Mann, der kocht, der Mann, der Fitness betreibt, der Mann, der sich um seine Kinder kümmert, der Mann, der seine Frau glücklich macht und so weiter. Auch wir Männer können uns dem Einfluss des perfekten Männerbildes nicht entziehen. Nun beziehen sich diese Idealbilder eben nicht nur auf unsere *Tätigkeiten*, sondern auch (oder mehr noch) auf unser *Aussehen*. Ein Problem, das Frauen schon lange kennen, wird nun auch uns bewusst: Die Menschen definieren sich und Andere zunehmend über Äußerlichkeiten und materielle Güter, weit mehr als über innere Werte. Ähnlich wie schon vor 20 Jahren, als Frauen als Folge der 1968er Revolution und der damit einhergehenden Veränderung des Frauenbildes einen Spagat zwischen Gleichberechtigung und tradierten Rollen verkraften mussten, findet sich der Mann heute zwischen verschiedenen Rollenerwartungen. Grundsätzlich ist heute alles erlaubt und der Mensch (auch der Mann!) hat alle Freiheiten, sich selbst zu gestalten und Rollen wie den Macho oder den Snob, den Öko oder den lieben Familienpapa einzunehmen. Auf der Seite *zukunftsinstitut.de* konnte man kürzlich lesen, der »Gender-Shift« sei angebrochen und obwohl, oder gerade weil eine zunehmende Rollenpluralität die Grenzen der Geschlechter verwischt, gäbe es deutliche Tendenzen zur Retraditionalisierung. Hierunter versteht man eine Rückbesinnung auf traditionelle Rollenverteilungen: Der Mann lässt sich wieder einen Bart wachsen und liest in seiner Freizeit Magazine über Grillkultur. Eine übermäßiger bzw. übermännlicher Maskulinisierungsdruck scheint eine Folge dieser Geschlechterverwischung zu sein.

Auch die Verfügbarkeit von Informationen im Internet hat diese Phänomene befeuert. Auf unzähligen Seiten finden sich Spielzeuge für Männer, Rasierseiten glorifizieren die Nassrasur und wieder andere Seiten erklären dem Mann, wie er endlich ein Sixpack bekommt. Die Angebote sind breit und der Mann, speziell der Single und der Vater, findet ein reichhaltiges Konsumangebot. »Dadvertising« nennt sich dieser Marketingtrend und bezeichnet Werbekampagnen, die sich sehr gezielt an Väter richten und diese zum Konsum anregen.

Auch das Leben junger Männer wird durch das Internet verändert. Während man früher noch heimlich ein Playboy®-Heftchen unter dem Bett versteckte, um endlich mal die Brust einer fremden Frau betrachten zu können, überschwemmen heute im Internet pornographische Angebote den heimischen Computer. Alles zusammengenommen werden Männer (genau wie Frauen) mit einem sehr vordefinierten Bild des anzustrebenden Körpers konfrontiert. Körperpflege, Intimrasur und die Verbreitung von Tätowierungen haben dabei die Aufmerksamkeit auch auf jene Körperteile fokussiert, die zuvor im Verborgenen gelegen haben. In Markenunterwäsche eingepackt möchten Männer heute untenrum überzeugen und ihren Penis ansehnlich gestalten. Noch vor 20 Jahren galten intimchirurgisch-operative Eingriffe als Raritäten einer Minderheit. Durch die enorme Verbreitung des Internets sind die Möglichkeiten heute vielen bewusst und eine gezielte Recherche findet statt – gerne auch über das Smartphone aus der Sicherheit des heimischen Sofas heraus.

Ein großer Vorteil des alltäglichen und uneingeschränkten Mediengebrauchs ist, dass Informationen rund um die Uhr verfügbar sind. Darüber hinaus sind Sie als Patient nicht gezwungen, sich auf eine Einzelmeinung beziehungsweise Beratung durch Ihren Arzt zu stützen, sondern können ohne Probleme zahlreiche weitere Informationen im Internet erhalten und sich so ein umfassendes Bild machen. Allerdings hat das Internet auch einige Nachteile: Ungefiltert können hier Informationen verbreitet werden, welche verwirren oder sachlich falsch wiedergegeben sind, und der Nutzer muss selbst entscheiden, wie er diese bewertet. Sie kennen sicher die vielen Berichte in den Medien, wonach Falschinformationen gezielt verbreitet werden, um davon finanziell zu profitieren oder um andere Ziele durchzusetzen. Es ist daher sehr wichtig, mit einer guten Struktur an die Recherche zu gehen, um auch wirklich die Infos zu bekommen, die Ihnen bei einer Entscheidung helfen, sofern Sie sich für eine Behandlung interessieren.

Es beschäftigen sich viele Anbieter im Internet mit der Frage, wie man seine Männlichkeit steigern kann und wie sich die Größe des Penis beeinflussen lässt. Immer wieder finden sich Artikel zu diesem Thema, die mehr und weniger sinnvolle Hinweise geben. Oftmals sind die Artikel ziemlich konkret auf den Verkauf irgendwelcher Hilfsmittel wie Pumpen, Cremes oder Tabletten zugeschnitten und sollen die Besucher der Seiten vor allem dazu anregen, diese Artikel zu bestellen. Beworben werden absurde Längenzunahmen des Penis von 6 oder gar 10 cm innerhalb kurzer Zeiträume. Eigentlich wissen die Männer schon bei der Bestellung, dass diese Aussagen nicht zu halten sind, hoffen aber dennoch auf einen wenigstens kleinen Effekt und drücken auf den BESTELLEN-Button. Wenn der versprochene Effekt dann nicht eintritt, verhält man sich lieber mit der Beschwerde ruhig, da man sich ja nicht die Blöße geben will, mit dem meist im Ausland ansässigen Anbieter über die eigene Penislänge zu diskutieren.

Wenn Sie das Internet als Informationsquelle nutzen wollen, dann müssen Sie sich auf offizielle Seiten seriöser Anbieter konzentrieren. Die Seiten bekannter Kliniken für Behandlungen dieser Art bieten meist ein solides Informationspaket zum Thema Penisvergrößerung, Penisverdickung und andere Behandlungen der Intimzone des Mannes.

Machen Sie sich bei der Recherche einen möglichst umfassenden Eindruck vom Facharzt, der Sie operieren würde, und prüfen Sie seinen Werdegang und seine Qualifikationen. Es sollte sich möglichst um einen erfahrenen Facharzt für Plastische und Ästhetische Chirurgie mit dem Schwerpunkt Intimchirurgie handeln, zumindest aber um einen in diesem Bereich erfahrenen Urologen. Andere Fachärzte bieten die OP zwar auch an, allerdings fehlt in vielen Fällen die notwendige Erfahrung. Im Zweifel können Sie den Arzt auch direkt fragen, wie viele Eingriffe dieser Art er pro Jahr durchführt.

Neben der Professionalität und der Erfahrung Ihres Arztes spielen die Sympathie und das volle Vertrauen eine ganz entscheidende Rolle, vor allem, da Sie den Arzt ja an Ihr bestes Stück lassen wollen. Sie sollten sich also im Vorfeld schon wohl und geborgen fühlen und natürlich auch verstanden. Ist die richtige Chemie zwischen Arzt und Patient nicht vorhanden und es mangelt an Vertrauen bereits vor der OP, rate ich Ihnen dringend von einer Behandlung ab. In den vielen tausend Patientenkontakten, die ich in meinem Leben hatte, habe ich gelernt, dass echtes Vertrauen auf der Basis der ärztlichen Professionalität die beste Voraussetzung ist, gemeinsam ein tolles Ergebnis zu erzielen.

Was Penisvergrößerungsoperationen & Co wirklich können

Die Penisverlängerung

Die Länge des Penis ist durch die Anatomie (also die Bauart) des Körpers vorgegeben. Die Schwellkörperlänge ist sozusagen angeboren, wobei ein Teil dieser Schwellkörper im Körperinneren und ein Teil der Schwellkörper nach außen angelegt sind. Während der äußere Penis nach unten hängt, beschreibt er einen Aufstieg bis zum Becken (Schambein), wo er durch ein Band (sogenanntes *Ligament*) am Schambein fixiert ist. Der hintere Teil des Schwellkörpers steigt von da aus wieder leicht ab, so dass sich insgesamt die Form eines Bogens oder einer Banane ergibt (Abb. 12).

Wie Sie in diesem Buch erfahren werden, wird bei der Technik der Penisverlängerung (auch *Phalloplastik* oder *Penile Ligamentotomie* genannt) das straffe Band zwischen Penisschaft und Schambein durchtrennt, wodurch sich der bogenförmige Verlauf des Penis abflacht und der Penis sich etwas nach unten und automatisch damit auch nach vorne-außen bewegt.

Da wir im Grunde genommen durch diese OP-Technik auf die vorhandenen Schwellkörperdimensionen angewiesen sind, können wir keine beliebige Verlängerung erreichen, sondern jeder Mann trägt bereits vor der OP das »Potential« für seine Verlängerung in sich. Es wird kein Material hinzugefügt und auch kein »Implantat« verwendet, welches einen Zugewinn an Länge gewährt. Diese Information kann gar nicht ausreichend betont werden, da im Falle einer routinierten OP-Technik somit immer das maximale Ergebnis herausgeholt wird und das Ergebnis nicht vom Willen des Operateurs oder Patienten abhängt sondern schlicht und ergreifend von der Anatomie des jeweiligen Körpers.

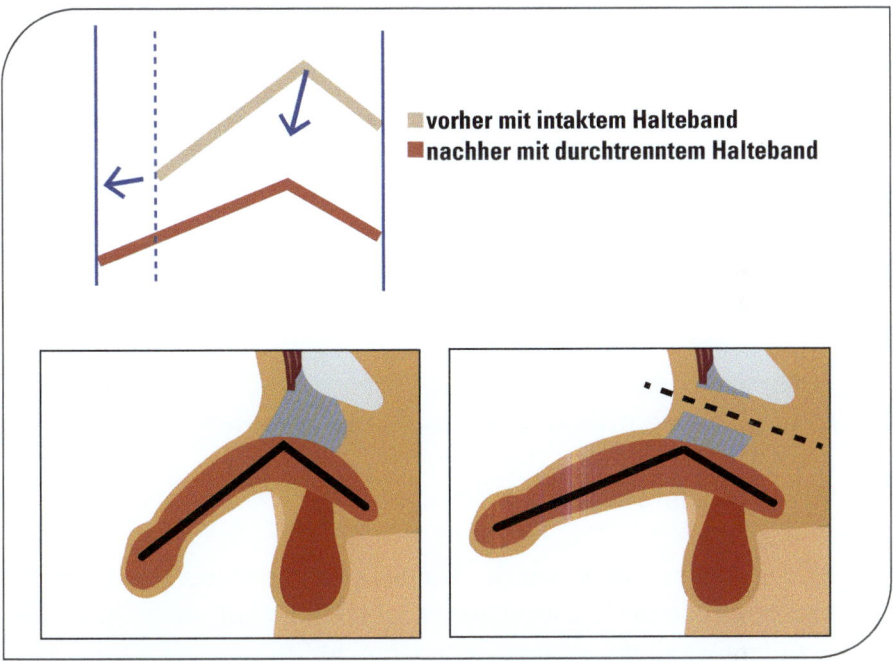

vorher mit intaktem Halteband
nachher mit durchtrenntem Halteband

Abbildung 12: Innere Fixierung des Penisschaftes am vorderen Becken (Symphyse). Die hierdurch entstehende Krümmung des Penis mit der konkaven Seite nach unten bewirkt einen Längenverlust in das Körperinnere hinein. Es entsteht dabei die Form eines Dreiecks im Schwellkörper. Wird eine Durchtrennung der Haltebänder am Becken durchgeführt, »glättet« sich der Schwellkörperbogen und die Eichel schiebt sich nach vorne, was zu einer Verlängerung des Penisschaftes führt.

In unserer Klinik durchtrennen wir den mittleren-vorderen Halteapparat stets komplett, versuchen also auf diesem Weg, so viel Längenzuwachs wie möglich zu erreichen. Nun hängt dieser Längenzuwachs einerseits von der *Länge des Schwellkörpers im Körperinneren*, aber auch von der *Straffheit seiner Verankerung am Schambein* ab.

Beide Faktoren haben einen relevanten Einfluss auf das Ergebnis. Wenn die Operation optimal ausgeführt wird, liegt es also maßgeblich an den vorhandenen Strukturen, wie erfolgreich wir mit der Behandlung sind.

Es ist sehr wichtig, diesen Punkt wirklich zu verstehen, da es eben nicht in der Hand eines mit der OP erfahrenen Chirurgen liegt, wieviel erreicht werden kann, sondern an der »Bauart« des Patienten.

Ein großes Problem in unserer täglichen Arbeit in der Klinik ist, dass Patienten gerne im Vorfeld eine Sicherheit haben möchten, dass wir auch wirklich um eine bestimmte Zentimeterzahl verlängern können. Diesen Wunsch kann ich als Chirurg und Mann nur allzu gut verstehen. Eine solche Sicherheit können und dürfen wir allerdings nicht garantieren, da es eben nicht in unserer Hand liegt, sondern der Patient im Grunde die Voraussetzungen bereits mitbringt, die für das Ergebnis verantwortlich sind.

Weder die Beschaffenheit des Bandes selbst noch der Anteil des im Körper liegenden Schwellkörpers lassen sich vor einer Operation sicher messen oder erfassen. Wir haben für diesen Zweck keine Diagnostik zur Verfügung, sondern müssen uns auf die Erfahrung verlassen, jedem Patienten helfen zu können, indem wir die Operation routiniert und professionell durchführen. Werbeaussagen wie »in jedem Fall kann ein erfahrener Chirurg 3 cm herausholen« oder »wir verlängern Ihren Penis dabei mindestens um ...« sind unseriös und spiegeln nicht unsere jahrelange Erfahrung aus dem OP-Saal wider.

Unsere Aufgabe als Profis im Fach ist es vielmehr, den Patienten offen und ehrlich zu kommunizieren, was die OP leisten kann und welche Erwartungen realistisch sind. Jeder Patient sollte sich auf diese Art vor der OP mit den Sachfakten auseinandersetzen und eine eigenverantwortliche Entscheidung treffen. Dies ist vielleicht die größte Herausforderung der Beratung meiner Patienten: zu erklären, was Patienten von meiner Leistung wirklich erwarten können. Dramatisch und auch für uns als Chirurgen sehr belastend ist die Situation, in der Patienten von unserer Leistung enttäuscht sind und sich mehr von der OP versprochen hätten. Um dies zu vermeiden, wählen wir in diesem Buch und auch in unseren persönlichen Gesprächen sehr klare Worte!

Wie steht es mit der Haltbarkeit der erreichten Ergebnisse? Nun, da habe ich gute Nachrichten: Wenn Sie die Nachbehandlung der Penisverlängerung diszipliniert durchführen, die Narbe professionell pflegen und die Distraktionsbehandlung nach unseren Anweisungen durchführen, profitieren Sie von einem langfristigen Ergebnis.

Die Penisverdickung

Die Verdickung des Penisschaftes basiert heute zumeist auf der Verwendung von Eigenfett (alternativ kommen auch Füllstoffe, sogenannte »Filler« zum Einsatz, aber dazu später mehr). Streng genommen handelt es sich um eine Transplantation des (eigenen) Fettgewebes, welches zum Beispiel von Bauch, der Schambeinregion oder auch den Oberschenkeln gewonnen und nach einer speziellen Bearbeitung in den Penisschaft zurückgegeben wird. Eine simple, aber sehr effektive Art und Weise, das eigene Gewebe so für eine Verdickung an »gewünschter Stelle« zu nutzen. Wie dieser Teil der Penisvergrößerung im Detail abläuft, werden Sie im folgenden Kapitel erfahren und auch, welche Alternativen es für den Eigenfetttransfer gibt.

Auch wenn es sich bei dem Eigenfetttransfer um eine etablierte und sichere Technologie handelt, gibt es dennoch einige Gründe, warum das Ergebnis dieser Transplantation nicht Ihren Erwartungen entsprechen kann. Die folgenden Aspekte spielen hierbei eine wichtige Rolle:

- Qualität des Fettgewebes
- Art und Weise der Entnahme des Fettgewebes
- Art und Weise der Verarbeitung des Fettgewebes
- Technik der Replantation
- Qualität des Gewebes an der Empfängerstelle
- Mitarbeit/Verhalten des Patienten nach der OP

Was sich hinter den Punkten genau verbirgt, erläutere ich im folgenden Kapitel. Es ist wichtig zu verstehen, dass alle genannten Voraussetzungen erfüllt sein müssen, damit die Transplantation reibungslos abläuft und möglichst viele Zellen diesen Transfer überleben. Denn genau wie es beim Umpflanzen von Blumen im Garten passiert, überleben einige Zellen diesen Umzug innerhalb des Körpers nicht unbeschadet und nicht so wenige überleben den Transfer gar nicht. Dieser völlig normale Prozess betrifft nicht jeden Patienten in der gleichen Intensität, so dass manche Patienten einen Großteil des Fettgewebes behalten (Großteil entspricht in diesem Zusammenhang einem Anteil von 70-80 %) oder eben nur ein kleiner Teil (etwa 20 %) die Umsiedlung überlebt. Dies hängt von verschiedenen Faktoren ab, von denen Sie als Patient einige beeinflussen können und andere leider nicht. Auch dazu später mehr.

QUICK FACT

Wie Sie eventuell schon bei Ihrer Online Recherche erfahren haben, ist ein zweiter Fetttransfer möglich, der dann eine weitere Zunahme der Dicke erlaubt und Ihr Ergebnis verbessern kann, sofern Sie vom ersten Fetttransfer nicht ausreichend viele Zellen behalten haben.

In einer 2019 vorgestellten Studie von Sharp und Oates (6) wurde die Zufriedenheit von 25 Männern untersucht, die sich einer Verdickung des Penis mittels Hyaluronsäure unterzogen hatten. Ein Großteil der Männer gab dabei an, dass die Selbstwahrnehmung der treibende Grund der Behandlung sei (nicht die Fremdwahrnehmung). Die zweitwichtigste Motivation bestand darin, den psychologischen Stress im Sexualleben zu reduzieren. 60 % der Männer waren mit den Ergebnissen »sehr zufrieden« oder »zufrieden«. Die Angst, dass der eigene Penis durch Dritte als klein wahrgenommen werden könnte, nahm durch die Behandlung ab, während die subjektiv empfundene Qualität des Sexuallebens stieg. Die Studie kommt zum Schluss, dass eine Penisverdickung in diesen Fällen zu empfehlen ist. Sie sehen: Die Selbstwahrnehmung kann positiv beeinflusst werden, wenn Sie Ihr bestes Stück mit etwas mehr Dicke ausstatten, die Blicke Anderer werden gelassener wahrgenommen und das sexuelle Erleben kann intensiviert werden.

Die Eichelverdickung

Auf vielen Seiten im Internet findet man keinerlei Information zur Verdickung der Penisspitze (Eichel), obwohl es hierzu sogar einige wissenschaftliche Daten gibt. Die Gewebe des Penisschaftes und der Penisspitze sind sehr unterschiedlich. Während der Penisschaft hauptsächlich aus den torpedoartigen Schwellkörpern mit einem relativ dünnen Hautüberzug besteht, ist die Eichel ein kompakter Körper, der in der Erektion – genau wie der gesamte Penis – an Volumen zunimmt. Das liegt daran, dass der dritte Schwellkörper, welcher im Verlauf des Penis die Harnröhre umschließt, bis in die Eichel zieht und dort den Eichelkörper füllt. In der Mitte dieses an der Penisunterseite liegenden Schwellkörpers verläuft die Harnröhre und mündet an einer sichtbaren Öffnung an der Penisspitze.

Die vom Penisschaft her bekannte Schicht zwischen den Schwellkörpern und der Haut gibt es an der Eichel allerdings nicht. Die Verdickung der Eichel erfolgt daher auch nicht nur über eine Injektion von Eigenfett, sondern es muss auf einen Trick zurückgegriffen werden. Zunächst einmal wird nämlich das schwammartige (*spongiöse*) Gewebe des Eichelkörpers aufgelockert und Raum geschaffen, in welchen dann die Fettzellen transplantiert werden können. In unserer Klinik werden hierfür zwischen 6 und 12ml speziell verarbeitetes Fettgewebe verwendet. Auch hier ist die Injektion von Hyaluronsäure allein möglich, wenngleich das erreichte Ergebnis dann nur zeitlich begrenzt anhält.

Im Gegensatz zum Penisschaft ist der Gewebedruck in der Eichel insgesamt wesentlich höher, so dass sich die Fettzellen einer schlechteren Durchblutung ausgesetzt sehen. Dies wiederum führt zu einer schlechteren Überlebensrate (sogenannte »take-rate«) und damit zu einem starken Volumenverlust nach der Eichel Vergrößerungsoperation.

Dennoch kann es absolut sinnvoll sein, die Eichelvergrößerung in der gleichen OP durchführen zu lassen, da das ästhetische Größenverhältnis zwischen Penisschaft und Eichel gewahrt bleibt (oder zumindest das Eichelvolumen mit vergrößert wird) und der Penis gleichmäßig verdickt wird.

Auch wird die Eichelvergrößerung oftmals eingesetzt, um die *Ejaculatio praecox* zu behandeln. Hierunter versteht man einen frühzeitigen Samenerguss, also das zu schnelle Einsetzen des Orgasmus. Entscheidend für die Auslösung des Orgasmus ist eine Stimulation (Reizung) der Nerven an der Eichel und hier besonders an der Eichelunterseite im Bereich des kleinen Bändchens (*Frenulum*), welches sich dort erstreckt. In der Theorie wird durch eine Eichelvergrößerung die Empfindlichkeit der Eichel reduziert und ein frühzeitiger Samenverlust gemindert. Aus meiner klinischen Erfahrung heraus muss ich allerdings feststellen, dass dieser Effekt nicht immer in gewünschtem Maße eintrifft und oftmals auch nach einer Eichelvergrößerung keinerlei Veränderungen in der Sensibilität der Eichel beschrieben werden.

QUICK FACT

Wird die Penis- bzw. Eichelverdickung mit der Penisverlängerung kombiniert, so entsteht ein Problem: Wie Sie in diesem Buch lernen werden, muss nach der Verlängerungsoperation eine Zugbehandlung (*Distraktionstherapie*) des Penis durchgeführt werden. Diese Behandlung wird zwar nur die ersten 6-8 Wochen benötigt, um das Längenergebnis zu sichern, allerdings erhöht eine Zugbehandlung bei vielen Distraktoren den Druck auf die Eichel und vermindert so das Überleben der dort platzierten Fettzellen. Im optimalen Falle sollten die Verlängerung und die Verdickung also in zwei Schritten durchgeführt werden (im Abstand von drei Monaten oder mehr).

Der Umfang der Eichel kann durch eine solche Eichelverdickung um etwa 1 cm vergrößert werden. Sind die ersten 6-8 Wochen überstanden, ist das verbliebene Ergebnis dauerhaft. Es gelten ansonsten die gleichen Regeln wie für den Eigenfetttransfer im Penisschaft.

Im Falle einer dauerhaften Eichelvergrößerung wird – wie beschrieben – eine Eigenfett- und Hyaluronsäureinjektion kombiniert. Allerdings ist auch eine Eichelverdickung nur mit Hyaluronsäure denkbar. Diese ist wesentlich weniger aufwendig und kann sogar in örtlicher Betäubung (mit Betäubungscreme) durchgeführt werden. Der Vorteil dieser Technik ist, dass sie einfach, schnell und sicher zu einem vorhersehbaren, aber eben nur zeitlich limitierten Ergebnis führt. Die Hyaluronsäure wird nämlich binnen 4-8 Monaten abgebaut und das Volumen verschwindet beinahe komplett wieder (in einigen Fällen bleibt eine kleiner Volumenrest bestehen, der als stabil angesehen werden kann).

Die Hodensackstraffung

Während vor allem die eingangs besprochenen Prozeduren bei vielen Patienten mit der Intimchirurgie des Mannes in Verbindung gebracht werden, rangiert die Hodensackstraffung, ähnlich wie die Eichelverdickung, eher auf den hinteren Bekanntheitsplätzen. Die Gründe hierfür sind schnell erklärt: Einerseits wird erst seit wenigen Jahren offen über die Möglichkeiten der Genitalchirurgie des Mannes berichtet und zweitens bieten nur sehr wenige Kliniken diese Operationen an. Schon die Penisverlängerungen und -verdickungen werden nur von einer Handvoll Ärzte professionell angeboten. Ich war selbst eines der ersten Mitglieder der International Academy for Penoplasty, einer internationalen Gesellschaft, in welcher sich weltweit Kollegen über ihre Erfahrungen austauschen können.

Basierend auf den jahrelangen Erfahrungen im Bereich Intimchirurgie gründeten wir dann hier in Deutschland eine Partnergesellschaft, die *Deutsche Gesellschaft für die Ästhetik des Mannes* (*DGÄM*), dessen Gründungspräsident ich wurde.

Werfen wir doch mal einen genaueren Blick auf die Hodensackstraffung. Die OP, die ich Ihnen im folgenden Kapitel gerne genauer erklären möchte, hat drei Hauptindikationen:

1. erschlaffter, hängender beziehungsweise zu groß wirkender Hodensack
2. der Wunsch eines strafferen Hodens bei normalem Ausgangsbefund
3. Penile Webbing, also der Truthahnhals-ähnliche Übergang vom Penis auf den Hodensack an der Unterseite des Penis. Diese Hautanordnung führt dazu, dass der Penis zu kurz wirkt und der Übergang auf den Hoden anatomisch nicht klar strukturiert ist.

Der schlaff herabhängende Hodensack ist auch ein Alterungszeichen. Bei vielen Männern der 4. oder 5. Lebensdekade nimmt die Spannkraft des Hodens deutlich ab und die »Glocken hängen tiefer als das Seil«, wie einige Patienten zu sagen pflegen. Die Funktion des Hodensacks besteht ja darin, die eigentlichen Hoden zu beherbergen und durch sein Hoch- und Runterfahren die Temperatur der Spermien zu regulieren. Eine Straffung des Hodensacks muss daher vor allem diese Funktion erhalten und dennoch zu einem straffen und kompakten Hodenanblick führen. Eine Sterilisation, also eine Durchtrennung der Samenleiter bei abgeschlossener Familienplanung, kann im gleichen Eingriff erfolgen.

Vorab sei darauf hingewiesen, dass die Hodensackstraffungen zu den Eingriffen der männlichen Intimchirurgie gehört, bei welchen eine relativ lange Erholungsphase notwendig ist. Sie kennen dies, sofern Sie sich beim Sport oder einem Missgeschick einmal den Hoden angestoßen haben: es handelt sich um einen sehr schmerzempfindlichen Zeitgenossen, der über den Schmerz hinaus auch zu Schwellungen neigt. Eine solche Straffung benötigt daher eine längere Ruhepause, um die Heilungsprozesse und ein Abschwellen zu ermöglichen.

Reale Ergebnisse & realistische Erwartungen

Durch die enorme Menge an Patienten, die wir in der Vergangenheit bis zum heutigen Tag zum Thema Intimchirurgie beraten haben, kennen wir eine große Gefahr auf Seiten der Patienten: Schnell wird aufgrund der medialen Berichterstattung und auch aufgrund unseriöser Beratungen oder Ratgeberseiten im Internet der Eindruck erweckt, als könne »in jedem Falle« ein bestimmtes Ergebnis erreicht werden. Risiken und Nebenwirkungen werden verschwiegen und manche meiner Kollegen sprechen bei kosmetischer Chirurgie gar von »Wohlfühlchirurgie« oder »Wochenendoperationen«. Aus meiner Sicht handelt es sich um denkbar unpassende Formulierungen, wenn man von medizinischen Behandlungen in der Chirurgie, also der schneidenden Medizin spricht. Denn Operationen bergen immer Risiken und Ergebnisse dürfen nicht garantiert werden.

Mir ist es in meiner Arbeit besonders wichtig, meinen Patienten die OP und die technischen Abläufe in Ruhe zu erklären, unsere speziellen Tricks und Kniffe zu demonstrieren und die Risiken und Gefahren nicht zu verschweigen. Eine umfängliche Aufklärung, die alle Seiten der Behandlungen beleuchtet, ist eine absolute Voraussetzung dafür, dass Sie als Patient eine verantwortliche Entscheidung treffen können. Am Ende profitieren Sie natürlich von einer Penisvergrößerung oder den anderen Behandlungen, die wir anbieten, tragen allerdings auch die Risiken, so dass eine endgültige Entscheidung nur von Ihnen selbst als eigenverantwortlicher Mensch getroffen werden kann. Sie müssen daher vollständig aufgeklärt sein und Tabus im Aufklärungsgespräch kann und darf es nicht geben!

Genauso wichtig ist es, dass Ärzte keinerlei falschen Erwartungen wecken. Bei jeder Möglichkeit - egal ob im Internet, in Interviews oder Videobeiträgen – weise ich darauf hin, was die Prozeduren tatsächlich bewirken können und worauf sich meine Patienten freuen dürfen – aber eben auch, wo die Grenzen und Risiken liegen.

Diese Art zu beraten und zu arbeiten, wenden wir in der Praxisklinik am Rosengarten seit vielen Jahren bei allen Patienten an, egal ob es sich um junge Frauen mit dem Wunsch einer Brustvergrößerung handelt, um eine ältere Dame mit der Bitte um ein Facelift oder eben um einen der vielen Männer, die sich in unserer Klinik zum Thema Penisvergrößerung beraten lassen. Diese Philosophie bleibt nicht ohne positive Folgen: Wir haben in all den Jahren nie einen Patienten erlebt, der nicht umfänglich aufgeklärt wurde. Die Zufriedenheit mit unseren Angeboten ist entsprechend hoch, wie man auf Bewertungsplattform, Kommentaren und Beurteilungen im Internet sehen kann. Aber es gibt auch immer Stimmen enttäuschter Patienten – das gehört zur Realität und Aufrichtigkeit dazu!

Was können Sie aus diesen Zeilen mitnehmen? Ganz einfach: Gleichgültig, ob Sie bei uns eine Beratung in Anspruch nehmen oder einen anderen Kollegen konsultieren, vertrauen Sie Ihrem Gefühl beim ersten Eindruck und legen Sie sich die wichtigsten Fragen gedanklich oder schriftlich parat. Sie haben es schließlich in der Hand, Ihren Arzt selbst zu wählen. Daher sollten Sie vollmundige Versprechungen stets kritisch hinterfragen. Oftmals ist es außerdem sinnvoll, sich eine zweite oder dritte Meinung einzuholen, um das Gesagte zu überprüfen oder einen zweiten Blick auf die Materie werfen zu lassen. Es kann sich nur dann ein Gefühl der Vergleichbarkeit ergeben, wenn Sie sich selbst ein relatives System schaffen, also einen Vergleich zur Erstberatung herstellen, sofern Sie sich mit dem Chirurgen oder der Prozedur (noch) nicht zu 100 % sicher sind. Stellen Sie Ihre Fragen zu der Penisvergrößerung im Beratungsgespräch. Eine offene und ehrliche Antwort seitens des Arztes können Sie meist gut erfühlen. Haben Sie das Gefühl, mit Ihrem Anliegen ernst genommen zu werden und hört Ihnen der Arzt aufmerksam zu? Werden Risiken, Nebenwirkungen und Gefahren der OP erwähnt und die zu erwartenden Ergebnisse kritisch besprochen? Wenn dies der Fall ist, haben Sie den richtigen Plastischen Chirurgen gefunden!

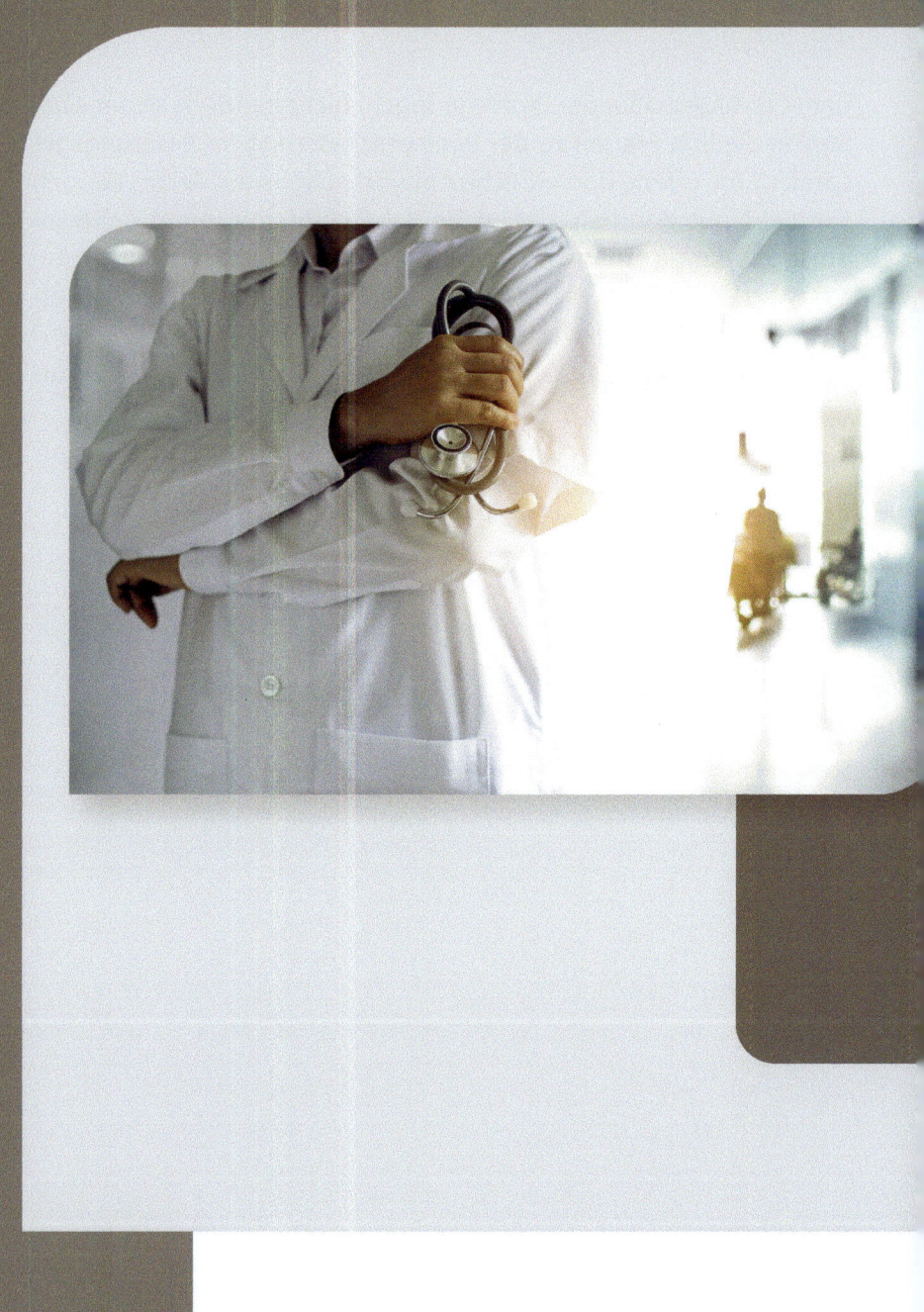

ICH WILL (nicht)
SO BLEIBEN, WIE ICH BIN!

Sie haben sich dieses Buch wahrscheinlich nicht zugelegt, um noch Anatomie- oder Psychologieprofessor zu werden, sondern eher deshalb, weil Sie sich dazu informieren möchten, wie man die Penisvergrößerung und andere OPs durchführt und was Sie bedenken müssen, falls Sie eine solche Operation planen. Daher möchten wir im kommenden Kapitel »in medias res« gehen, wie wir in der Medizin gerne sagen, also endlich zur Sache kommen. Das folgende Kapitel umfasst die einzelnen Operationen, die wir im Bereich der männlichen Intimchirurgie am häufigsten operieren, erläutert Ihnen die Planung, die Abläufe, die Nebenwirkungen und Risiken. Wir haben bewusst auf »blutige Bilder« verzichtet. Auch wenn Sie heutzutage ganze Operationen im Internet als Video anschauen können, bin ich der Meinung, dass ein blutiges Video nicht absolut notwendig ist, um die Behandlungen zu verstehen. Meine Klinik gehört daher nicht zu denen, die Videos von den Operationen in sozialen Medien posten. Die Privatsphäre unserer Patienten ist uns sehr wichtig und wir respektieren diese voll und ganz. Nur aber: *»Zur Sache, Doktor!«*

Nicht-Operative Behandlungen

Penisvergrößerung ohne OP - geht das?

Männer beschäftigen sich in aller Regel das erste Mal im Verlaufe der Pubertät mit der Frage, wie sie ausgestattet sind. Irgendwann erfolgt der Griff zum Lineal und ein beschämter Blick wird auf den Penis eines bereits erwachsenen Mannes in der öffentlichen Dusche geworfen, um zu sehen, wie man(n) im Vergleich zum Mitbewerber dasteht. Durch die unfassbare und immer weiter zunehmende Präsenz des Internets im alltäglichen Leben vor allem von Jugendlichen findet diese Auseinandersetzung heute noch in ganz und gar anderer Form statt: Internetseiten sind rund um die Uhr für jedermann verfügbar und Informationen können in Sekundenschnelle beschafft werden. Jeder Mensch hat heute außerdem die Möglichkeit, sich in der Weitläufigkeit des Internets ein Plätzchen zu suchen und sich aktiv an der Gestaltung dieses Netzwerkes zu beteiligen. Je privater und intimer ein Thema ist, desto lieber nutzen Menschen Möglichkeiten, sich anonym zu informieren.

Besonders in der ersten Auseinandersetzung mit der eigenen Penisdimension, also in einem jugendlichen Alter, werden solch private Fragen ungern in der Gruppe mit Freunden diskutiert. Die Scham treibt die jungen Männer zunächst lieber ins Internet, wo man nicht Gefahr läuft, dass sich Mitmenschen über das eigene Interesse an einer Behandlung lustig machen oder bedauern. Diese psychologische Notlage ruft selbstverständlich zwielichtige Anbieter auf den Markt, die mit halbseidenen Informationen oder Angeboten Geschäfte machen möchten.

Eine erste Suche nach dem Begriff »Penisvergrößerung« gibt im Internet unmittelbaren Aufschluss, mit welchen Angeboten wir es in diesem Fall zu tun bekommen: Das Angebot reicht von Peniscremes über unzählige Tabletten und Kapseln bis hin zu Penisstreckgeräten aller Art. Alle versprechen das Gleiche: Ihren Penis wie durch Zauberhand wachsen zu lassen, eine härtere Erektion, mehr Stehvermögen, längere Durchhaltekraft, intensivere Ejakulation, mehr Fruchtbarkeit und so weiter und so fort. Sie gelangen auf Seiten mit Shopsystemen, über welche Sie nicht selten aus dem Ausland zweifelhafte Produkte beziehen können. Ohne jedes einzelne Produkt getestet zu haben, muss man leider davon ausgehen, dass sich die Mehrheit dieser Anbieter die Verzweiflung der männlichen Seitenbesucher zunutze macht, um einen schnellen Euro an diesen Männern zu verdienen. Sobald diese dann feststellen, dass die Lobpreisungen aus dem Internet nicht der Wahrheit entsprechen und sie wohlmöglich auf einen Bauernfänger hereingefallen sind, ist die Scham über die eigene Naivität oft zu groß, um die Produkte zurückzuschicken oder gar eine kritische Bewertung im Internet abzugeben. Das Geld ist futsch - der Penis (immer noch) klein!

Die meisten Patienten, die zu uns in die Beratung kommen, haben zuvor schon andere Versuche unternommen, um die Penisgröße zu verbessern. Viele setzten auf Streckgeräte, die meist über ein Vakuum die Penisspitze ansaugen und den Penis mittels eines Gurtes oder eines Gestänges in die Länge ziehen. Da es sich – wie wir im Anatomieteil dieses Buches gelernt haben – bei der oberen Verankerung um ein Band aus Kollagenfasern handelt, kann dieses gedehnt werden. Das Training lässt sich vergleichen mit einem Spagat-Training, wo die innen am Oberschenkel liegenden Bänder gedehnt werden, bis diese so lang sind, dass der Spagat erreicht wird. Nun liegt es in der Bauart des Körpers, dass anatomische Strukturen gerne wieder ihre Ursprungsdimensionen annehmen. Im Klartext: Wenn Sie mit Ihren Spagatübungen aufhören, dann bilden sich die Bänder auf ihre ursprüngliche Länge zurück und sie verlieren die Fähigkeit zum Spagat.

Dieses Beispiel soll verdeutlichen, dass ein reines Langziehen des Bandes sicher einen Effekt haben wird, aber diese Distraktion natürlich regelmäßig durchgeführt werden muss, damit keine Rückbildung stattfindet. Wird die Distraktion sehr kraftvoll, häufig und über einen langen Zeitraum durchgeführt, so kann es (mit etwas Glück!) zu kleinen Verletzungen des Bandapparates kommen. Diese kleinen Risswunden werden durch den Körper mit neuem Kollagen gefüllt, so dass das Band über Monate und Jahre tatsächlich etwas an Länge gewinnen kann.

Melken ohne Schemel

Eine andere Methode, wie eine nicht operative Penisverlängerung gelingen kann, ist das sogenannte »Jelqen« oder auch »Jelqing« – eine Form des Penis-Melkens. Echte Melkprofis unterscheiden weiter zwischen »*dry jelqing*« und »*wet jelqing*«. Bei der einen Variante wird der Penis vor der Übung mit Gleitmittel eingerieben, bei der anderen wird der das Prozedere »trocken« verübt.

Der Ablauf dieser Eigenbehandlung ist einfach. Man versteht unter Jelqen eine Art Melkbewegung der Hand, die den Penis meist mit Daumen und Zeigefinger fest umschließt. Die Zugbewegung beginnt an der Peniswurzel, wo die Hand den Penis fest umgreift und dann – beim »*wet jelqing*« von Gleitgel unterstützt – bis zum Beginn der Eichel gleitet. Am Eichelkragen ist dann die Bewegung zu Ende. Der Penis wird kurz auf maximalem Zug gehalten und dann entspannt. Wird diese Bewegung 200 Mal wiederholt und täglich für mehrere Monate angewendet, soll sie zu einer Verlängerung des Penis führen. Wenn Sie kurz den Taschenrechner zücken und mal davon ausgehen, dass man dieses Prozedere zwei mal täglich für vier Monate durchführt wird schnell klar, dass die Zeitinvestition immens ist.

Der medizinische Hintergrund ist einfach zu verstehen, wenn man an das Anatomiekapitel zurückdenkt. Am Oberrand des Schwellkörpers liegt das Ligamentum suspensorium, welches den Penis nach oben fixiert. Wird der Penis nun nach vorne gezogen, spannt sich dieses Band an. Ein vielfaches Wiederholen dieser Banddehnung wird zu kleinsten Verletzungen in diesem Band führen. Die Folge ist, dass der Körper Kollagen in diese kleinen Verletzungen einbaut und somit die Länge des Bandes etwas zunimmt. Diese Theorie lässt sich für alle Streckbehandlungen anwenden, die in der Literatur oder im Internet zu finden sind. Die Idee dieses Melkens ähnelt also in etwa der Theorie hinter den Streckgeräten, die im Grunde genommen identische »Mikroläsionen« hervorrufen sollen und damit zu einem Längengewinn beitragen.

Warum der Penis bei dieser Übung auch an Dicke gewinnen sollte, erschließt sich mir als Arzt überhaupt nicht, dennoch wird im Internet oft davon gesprochen, dass auch die Dicke beziehungsweise der Umfang des Penis durch das »Jelqing« zunimmt. Wie Sie schon an meiner Wortwahl merken, beurteile ich diese Botschaft mehr als skeptisch.

Streckgeräte

Da das Melken des Penis nicht kontinuierlich durchgeführt werden kann und in den Ruhephasen natürlich kein Zug auf dem Band dafür sorgt, dass es lang gezogen bleibt, bietet einige Firmen auch Hilfsmittel an, die das Ziehen am Penis übernehmen sollen.

Grundsätzlich muss der Penis dafür in irgendeiner Weise gefasst beziehungsweise fixiert und nach vorne gezogen werden.

Eine Gruppe dieser sogenannten Extender oder auch Distraktoren greift daher die Eichel entweder mittels eines Gummirings oder alternativ (und weniger traumatisch) mittels eines Unterdrucks (Vakuum) und ziehen den Penis an einem Gummigurt zum Beispiel in Richtung Knie. Alternativen zum Gummiband stellen sogenannte Stangenexpander da, die den Penis in eine Art Baugerüst einspannen und über Schraubgewinde schrittweise langziehen.

Eine andere Gruppe von Distraktoren arbeitet vollständig mit Vakuum: Der Penis wird angefeuchtet und in eine Plexiglasröhre geführt, in welcher dann ein Vakuum aufgebaut wird. Dieses zieht den Penis in die Kammer hinein und führt somit zu einer erhöhten Spannung auf dem Schleuderband.

Diese Lösungen klingen für Sie etwas mittelalterlich? Meine Erfahrungen in der Praxisklinik am Rosengarten mit diesen Distraktoren sind groß, da wir auch nach der Ligamentotomie (Penisverlängerungsoperation) für 6-8 Wochen auf eine leichte Distraktion angewiesen sind, um das Ergebnis zu stabilisieren. Daher haben wir alle Geräte und Hilfsmittel getestet. Ergebnis: Die Distraktoren, gleich welchen Typs oder welcher Firma, können im (Arbeits-)Alltag außer Haus nicht wirklich gut getragen werden. Am Sinnvollsten ist es, die Behandlungen über Nacht zu planen. Dies bedeutet, dass der Distraktor abends angelegt und über Nacht getragen wird, um eine möglichst lange Tragezeit zu ermöglichen.

Welche Form des Distraktors zu Ihnen als Mann passt, kann ich nicht sagen, denn meine Erfahrungen wären auf Sie nicht übertragbar. Es gibt schließlich Selbstständige, die von zu Hause arbeiten und mit einem – nennen wir es mal - etwas sperrigeren Distraktor tagsüber super klarkommen und dann gibt es wieder Installateure, die im Arbeitsalltag keinerlei Behinderungen bei Bewegung gebrauchen können. Daher ist hier ein gewisses »Trial-and-Error« sinnvoll, um eine Lösung zu finden, die für Sie als Mensch passt. Abgeleitet aus den Erfahrungen aus den unzähligen Gesprächen mit meinen Patienten ist eines in jedem Falle klar: Die Ergebnisse all dieser Plackereien (und Sie können sich vorstellen, dass ein intensives, tägliches Melken des Penis oder auch das Tragen eines recht sperrigen Streckgerätes durchaus eine Plackerei sein kann) sind überschaubar und nicht wenige Patienten landen, nachdem sie verschiedene Optionen getestet haben, doch in unserer Sprechstunde.

Mit Pillen zu mehr Länge?

Dieser Markt hat eine Größe und ein Maß an Unseriosität erreicht, wie sonst nur der Markt der Erektionsverbesserung. Auf jeder zweitklassigen Schmuddelseite werden Pillen beworben, die in nur 10 Tagen eine Größenzunahme um 500% versprechen. Geschmückt mit absurden Abbildungen avatarmäßig anmutender Männer mit grotesken Penissen sollen diese Angebote den Eindruck erwecken, dass eine kleine Pille eine ausgewachsene Struktur am Körper zu vergrößern in der Lage ist. Stellen Sie sich bitte mal vor, Ihnen würde eine Tablette angeboten, die die Ohren zu Wachsen bringen soll, oder die Füße? Wären Sie da nicht (zu Recht!) eher skeptisch, wie dies bei einem ausgewachsenen Menschen funktionieren sollte? Da steht Ihnen der Menschenverstand im Wege? Wissen Sie was? Mir auch! So einfach geht das leider nicht mit der Penisvergrößerung! Und auch eine Creme, die die weibliche Brust wachsen lassen soll, funktioniert nicht, aber sie wird angeboten. Der Grund, warum die Angebote funktionieren, ist einfach erklärt: Die betroffenen Männer schämen sich, wenn sie so blauäugig waren, ein solches Produkt bestellt haben und wenn es dann nicht funktioniert, genieren sie sich, bei der Firma Widerspruch einzulegen bzw. den Kauf rückgängig zu machen. Weitere Kunden werden nicht gewarnt und stolpern unwissend in die gleiche Falle. Des Weiteren sitzen die anbietenden Firmen beinahe immer im Ausland und verfügen über ».com« oder ».info« Seiten und unterstehen nicht der Deutschen oder Europäischen Rechtsprechung. Fallen Sie also bitte nicht auf die Bauernfänger herein und bestellen für viel Geld Produkte, die Ihnen etwas versprechen, was medizinisch gar nicht möglich ist!

Wenden wir uns nun aber den medizinischen Behandlungen zu, die eine Veränderung Ihrer Intimzone erreichen können.

Priapus Shot (P-Shot®): mit PRP zu mehr Größe und Potenz

Kommt es durch sexuelle Erregung zu einer Erektion und damit zu einer Aktivierung des vegetativen Nervensystems (Sympathikusaktivierung), öffnen sich die Blutschleusen an der Wurzel des Schwellkörpers und lassen reichlich Blut in die Schwellkörper einströmen. Durch den hohen Blutdruck im arteriellen, sauerstoffreichen Blutkreislauf kann ein hoher Druck im Schwellkörper aufgebaut werden und macht diesen zu einem prall mit Blut gefüllten Ballon. Die

Rückführung des Blutes wird so lange unterbunden, bis die Aktivität des Sympathikus abnimmt und der Gegenspieler (Parasympathikus) die Abschwellung einleitet, indem er die Blutkanäle zurück in den Körper freigibt. Dieser Vorgang wird im optimalen Falle durch die Ejakulation eingeleitet. Sie sehen, dass die Erektion selbst, aber auch deren Ausmaß (mit *wieviel* Druck strömt *wieviel* Blut ein?) von der Steuerung der Blutgefäße an der Peniswurzel abhängt. Je mehr Blutgefäße nun Blut zu den Schwellkörpern transportieren, desto schneller und intensiver tritt eine Erektion ein. Ziel der Behandlung ist also mehr Blut in kürzerer Zeit in den Schwellkörper zu bekommen!

Wir wissen schon lange, dass das Wachstum von Gefäßen durch sogenannte *growth factors* (auch Deutsch: Wachstumsfaktoren) gesteuert wird. Viele dieser Hormone werden über den Blutkreislauf im Körper transportiert und können von dort »ausgeliehen« werden, um an einer bestimmten Körperregion, ihre Wirkung zu entfalten. Diese auch als PRP oder Eigenblutbehandlung bezeichneten Prozeduren können wir uns auch in der männlichen Intimchirurgie zunutze machen. Die Praxisklinik am Rosengarten bot als erste Klinik in Deutschland den sogenannten P-Shot an. Das »P« steht hierbei für Priapus, den griechischen Gott der Fruchtbarkeit. Bei dieser neuartigen Behandlung gewinnen wir PRP aus Ihrem Blut und injizieren dieses in einer speziellen Art und Weise gefächert in den Bereich der Schwellkörperbasis. Hier entfalten die Wachstumshormone aus dem PRP ihre Wirkung und intensivieren den Blutzufluss zum Schwellkörper. Dadurch können sie die bestehende Erektion intensivieren, zu einer Steigerung des Blutvolumens und damit zu einer Vergrößerung des erigierten Penis führen und die Sexualität verbessern (siehe Abbildung. 13).

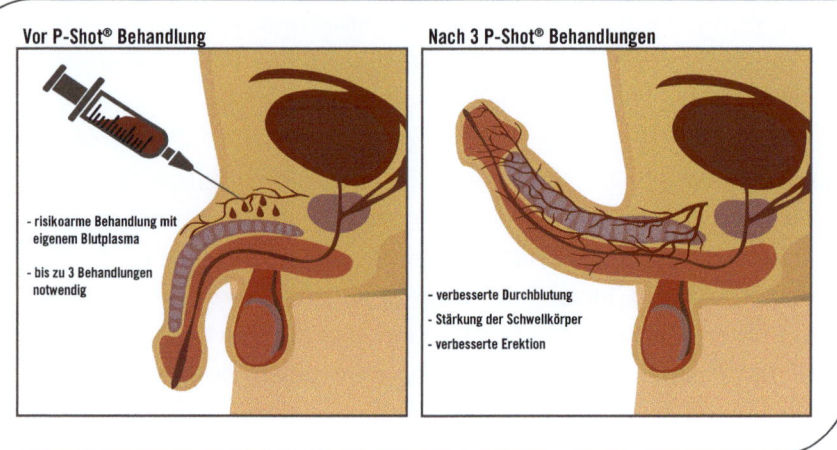

Abbildung 13 Die P-Shot pro Behandlung Behandlung wurde in dieser speziellen Technik durch Dr. Timo Spanholtz entwickelt und wird nur in der Praxisklinik am Rosengarten angeboten.

Die Wirkungen der P-Shot® Behandlung können vielfältig sein, müssen aber bei jedem Mann als individuell verstanden werden. Grundsätzlich richtet sich die P-Shot® Behandlung an Männer, die Ihren Penis vergrößern, vor allem aber seine (Erektions-)Funktion verbessern möchten. Die beobachteten Effekte können wie folgt zusammengefasst werden:

- Verbesserung der penilen Durchblutung und Sauerstoffversorgung des Penis
- Stärkung der Schwellkörperhärte
- Zunahme des Blutvolumens im Penis und Zunahme der Penisgröße
- Intensivierung der sexuellen Erlebnisse
- Ausgleich von Dickenunterschieden in Erektion

Die Behandlung benötigt einen Zeitaufwand von etwa 30-45 Minuten und sollte insgesamt drei Mal in Abständen von jeweils vier Wochen durchgeführt werden. Das Neuwachstum von Gefäßen nimmt einen Zeitraum von mehreren Wochen bis Monaten in Anspruch, so dass man für die endgültigen Resultate etwas Geduld braucht. Wie andere Behandlungen, die sich die eigene Regenerationsfähigkeit des Körpers zu Nutze machen, sind die Ergebnisse der P-Shot® Behandlung ebenfalls sehr individuell. Im schlechtesten Fall können wir die erektile Funktion kaum verbessern und im besten Falle berichten unsere Patienten bereits nach der ersten Injektion eine 30 %ige Zunahme der Erektionsfunktion!

Für Männer, die vor allem die Erektionsintensität steigern und damit Penisgröße und sexuelles Erleben verbessern wollen, ist diese minimal-invasive Behandlung genau richtig.

Priapus Shot Professional (P-Shot Pro®): die natürliche Lösung für Männer mit gestörter Erektion

Kurz nachdem wir realisiert hatten, dass die P-Shot® Behandlung eine gute Wirksamkeit zeigen kann, haben wir einen Weg gefunden, die Effekte der Behandlung zu intensivieren. Die P-Shot Pro® Behandlung stellt eine eigene Entwicklung dar und wird nur in der Praxisklinik am Rosengarten angeboten. Das Behandlungsprotokoll sieht allerdings etwas anders aus als bei der P-Shot® Behandlung:

Im Rahmen des ersten Termins erfolgt die Blutentnahme. Dieses Blut kann nun nicht wie beim normalen P-Shot® innerhalb von 15 Minuten vorbereitet und dann für die Injektion verwendet werden, sondern wir benötigen für die Vorbereitung 6-7 Stunden! Denn es erfolgt eine spezielle Verarbeitung des Blutes, um das so genannte

EdS (Exokine derived Serum) zu isolieren. Dieses enthält ein Vielfaches der Regenerationsfaktoren, die im PRP vorliegen, ist zellfrei und wirkt sowohl entzündungshemmend als auch stark regenerativ. Bereits einige Wochen nach der Anwendung kann eine Zunahme an Kollagen und Stammzellen im behandelten Gewebebereich nachgewiesen werden. Durch die Effekte des EdS bilden sich im Bereich der Peniswurzel neue Blutgefäße, die die Schwellkörper mit stärkerem Blutzufluss versorgen können. Die Effekte sind vergleichbar mit der normalen P-Shot® Behandlung, dabei jedoch deutlich stärker. Dies bedeutet für Ihre Behandlung, dass wir nach einer morgendlichen Blutgewinnung am Nachmittag die erste Injektion durchführen können. Der große Vorteil am P-Shot Pro® ist, dass wir aus nur einer Blutentnahme genug Material gewinnen können, um beim 2. und 3. Termin keine erneute Blutentnahme mehr durchführen zu müssen. Das gewonnene P-Shot-Plasma wird tiefgefroren und wird im Rahmen der beiden Folgetermine für die Injektion verwendet. Auf eine Wartezeit kann komplett verzichtet werden (und natürlich auf das lästige Piksen bei der Blutentnahme).

Das Exokine Verfahren wird bereits seit 1998 bei Gelenkbeschwerden, Nervenschmerzen der Wirbelsäule sowie Muskel- und Sehnenverletzungen eingesetzt. Der Einsatz im Bereich der Erektionsstörungen ist ein völlig neuer Ansatz, der seine Erfindung in unseren vier Wänden feiern kann! Die Ergebnisse aus unserer Klinik sind vielversprechend.

Dadurch, dass es sich nur um körpereigenes Material ohne Zusätze handelt, ist die Behandlung risikoarm und löst keine Unverträglichkeiten aus. Der P-Shot® Pro kann als Erstverfahren, aber auch als Zweitbehandlung nach Vorbereitung durch den herkömmlichen P-Shot® erfolgen.

Operative Penisvergrößerung

Die Penisverdickung mit Hyaluronsäure

Hintergrund

Hyaluronsäure (HS) wird seit Jahren zur Faltenglättung und zum Volumenaufbau verwendet. Sie kennen es sicher von Gesichtsbehandlungen wie Glättung der Falte zwischen der Nase und den Mundwinkeln, welche auch als Nasolabialfalte bezeichnet wird. Es gibt unzählige Firmen, die heute HS-Produkte zur Injektion anbieten. Sie unterscheiden sich in der Zusammensetzung der HS-Kettenlängen. Hyaluronsäure ist ein Polysaccharid, eine Kette von Aminosäuren, die an den Enden zuckerartige Verbindungen trägt, weshalb man sie auch als (Gluco-)Polysaccharide bezeichnet (siehe Abbildung 14). Sowohl die Zucker als auch die Aminosäuren kommen im Körper überall vor. Sie bilden das Gerüst vieler faserbildenden Gewebe und besitzen durch ihre Fähigkeit Wasser aufzunehmen eine hohe Elastizität. Ein Molekül kann dabei sehr viel Wasser aufnehmen und das 10.000-fache des eigenen Volumens bilden. Dieser »Quelleffekt« macht die HS zu einem perfekten Werkstoff in der Plastischen Chirurgie. Aber auch die Orthopädie hat den Wert dieses Moleküls erkannt: Hier wird es zur Injektion an und in Gelenken und Schleimbeuteln eingesetzt.

Die Plastische Chirurgie hat sich seit Jahren darauf spezialisiert, HS auch zum Unterspritzen von Falten zu verwenden. Durch den hydrophilen Charakter der HS, also das automatische Anreichern der HS mit Gewebewasser, entsteht ein sofortiger »Quelleffekt«, der als

Volumenaufbau genutzt wird. Wird die HS zum Beispiel in die Naso-labialfalte gespritzt, so legt sie sich dort in die Schicht zwischen der Dermis (Lederhautschicht) und dem Unterhautfettgewebe. Die Hy-aluronsäure hebt die Haut an und führt dazu, dass die Falte glatter wird und das Gesicht hierdurch einen jüngeren Gesichtsausdruck bekommt.

Allerdings unterliegen so gut wie alle Bindegewebsstrukturen im Körper einem sogenannten »turn-over«. Dies bedeutet, dass ein-zelne Moleküle permanent von Enzymen im Körper gespalten, also abgebaut und neue Moleküle gleicher Art synthetisiert, also aufgebaut werden. Um es mit den alten Griechen zu sagen: *panta rhei* – alles ist im Fluss. Die Enzyme, die für die Spaltung dieser Bin-degewebemoleküle verantwortlich sind, werden als Glykosidasen bezeichnet. Unter diesen ist die Hyaluronidase (HYAL1) besonders interessant, denn diese Glykosidase spaltet Hyaluron. Die in der Plastischen Chirurgie verwendeten Hyaluronsäuren werden zum besseren Schutz gegen diese spaltenden Enzyme quervernetzt (siehe Abbildung 14). Dies schützt die künstlich hergestellten Mo-leküle vor einem zu raschen Abbau und sichert somit ein Ergebnis über mehrere Monate. Allerdings gewinnt der Körper die Schlacht am Ende eben doch und die spaltenden Enzyme bauen die einge-spritzte Hyaluronsäure ab. Die Injektion kann dann wiederholt wer-den, um das Ergebnis zu verstetigen.

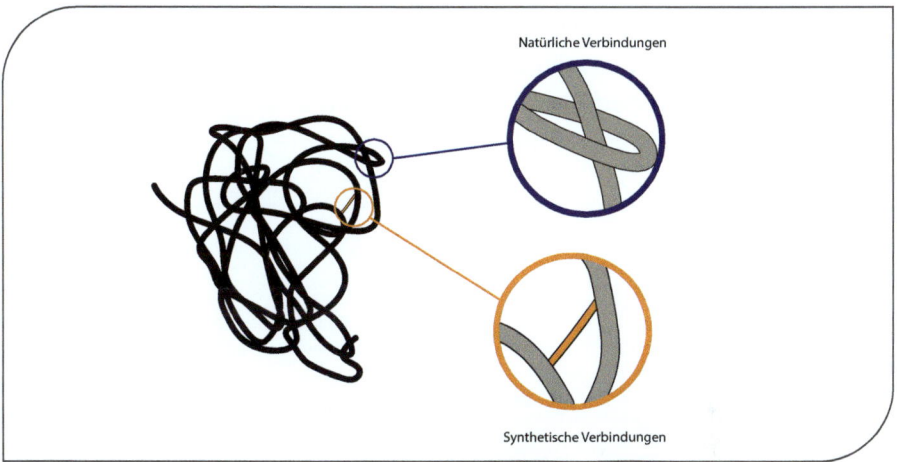

Natürliche Verbindungen

Synthetische Verbindungen

Abbildung 14 Hyaluronsäureketten können vom Körper durch spaltende Enzyme innerhalb kurzer Zeit abgebaut werden. Durch eine Verbindung der einzelnen Ketten miteinander (man spricht hier auch von Verlinkung) können die Stabilität erhöht und der Abbauprozess gebremst werden.

Details zur Behandlung

Der Ablauf der Behandlung ist schnell erläutert. Nach einer örtlichen Betäubung des Penis und der Eichel werden zwischen 10 und 50 ml Hyaluronsäure in den Bereich des Penisschafts und – sofern gewünscht – auch der Eichel gespritzt und führen dort zu einer sofortigen Verdickung mit Volumengewinn.

Im Detail: Am Tag der Behandlung kommen die Patienten zu uns in die Praxisklinik am Rosengarten. Die Intimzone sollte 1-2 Tage zuvor rasiert worden sein. Nun wird der Bereich des Schambeins, des Penis und der Eichel zunächst desinfiziert und dann eine örtliche Betäubungscreme aufgetragen. Zusätzlich wird ein sogenannter Penisblock verwendet, um das beste Stück taub werden zu lassen. Klingt nicht angenehm, oder? Sie können diese Form der Betäubung mit der beim Zahnarzt vergleichen. Die beiden Injektionspunkte liegen an der Peniswurzel (Abb. 15). An diesen Stellen wird Lidocain – das Betäubungsmittel, welches Sie auch vom Zahnarzt kennen – eingebracht und hat nach etwa 20-30 Minuten seine volle Wirkung entfaltet. Jetzt können wir mit der Injektion loslegen.

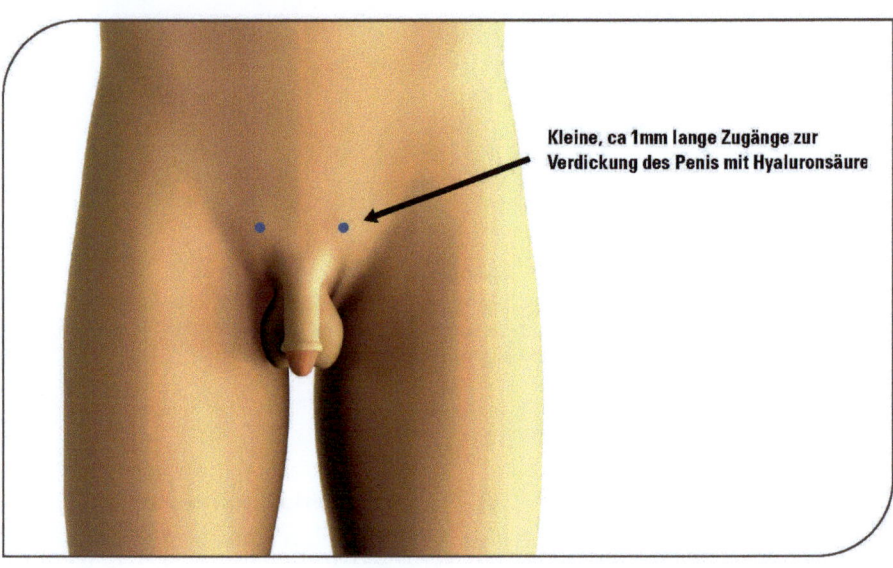

Kleine, ca 1mm lange Zugänge zur Verdickung des Penis mit Hyaluronsäure

Abbildung 15 Die Injektionspunkte für eine Penisverdickung mit Hyaluronsäure liegen nicht am Penis selbst, sondern am Schaftursprung, also dort, wo der Penis mit dem Körper verbunden ist. Über eine fächerartige Injektionstechnik mit einer speziellen Kanüle wird die gewünschte Menge in die anatomische Schicht platziert.

Die Injektionstechnik erfolgt in einer gefächerten Form (Abb. 16), wobei Hyaluronsäuren verschiedener Dicke (Viskosität) verwendet werden.

Innerhalb der ersten 36 Stunden nach der Behandlung zieht die HS Wassermoleküle aus dem Gewebe an und vergrößert damit das eigene Volumen. Ein Teil des Ergebnisses ist daher sofort zu sehen, aber ein weiterer Teil tritt erst innerhalb der Stunden nach der Injektion auf.

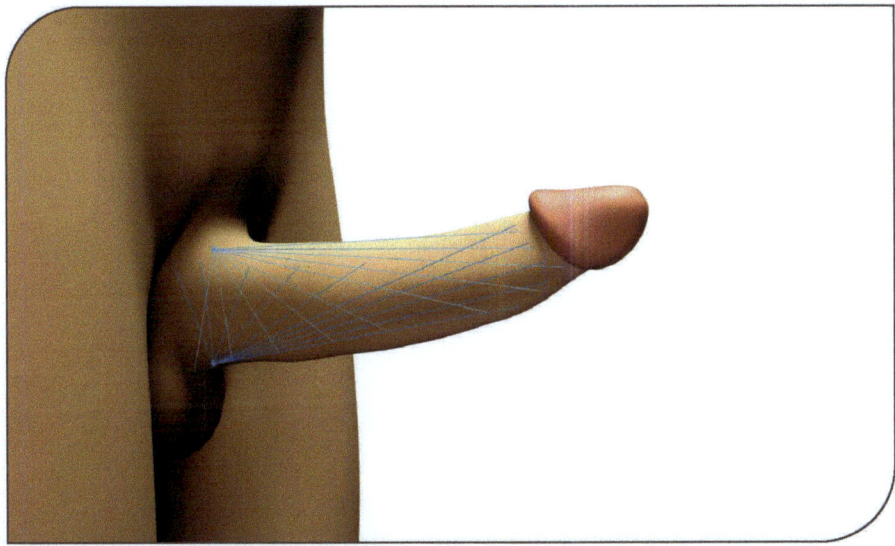

Abbildung 16 Um eine gleichmäßige Verteilung der Hyaluronsäure zu gewährleisten, muss fächerförmig infiltriert werden. Die Schicht, in welche die Hyaluronsäuren platziert werden (blau), liegt zwischen dem Schwellkörper und der Haut.

QUICK FACT

Es ist ratsam, nicht zu viel HS zu injizieren, da ein Teil des Volumens erst später sichtbar wird. Wir raten unseren Patienten aus diesem Grund dazu, bei der ersten Injektion nicht zu übertreiben und lieber etwas weniger zu injizieren, als direkt an die Grenze zu gehen. Da HS erst über die Stunden/Tage nach der OP das endgültige Volumen aufbaut, ist es ratsam, die Menge an injiziertem Volumen zu begrenzen und lieber in einer zweiten Sitzung nochmals etwas nach zu spritzen und sich so einem gewünschten Ergebnis sicher »von unten« zu nähern.

Es ist bei dieser Behandlung absolut entscheidend, dass Ihr Arzt Erfahrungen in der Verwendung von HS im Genitalbereich sammeln konnte. Viele Ärzte (und leider nicht nur Fachärzte für Plastische Chirurgie) bieten zwar die Behandlung mit HS an, dennoch muss man sehr genau darauf achten, wem man sich im Falle einer Intimbehandlung anvertraut. Hier fehlt es nicht selten an der nötigen Erfahrung.

Nachbehandlung

Die Nachbehandlung stellt sich unkompliziert dar: In den ersten 5-7 Tagen sollte Druck auf den Penis vermieden werden, damit sich die HS gleichmäßig verteilen kann. Zu Druck gehört natürlich auch Sex, denn die Bewegung und der Druck, die bei der Penetration entstehen, stören den Verteilungsprozess der HS beträchtlich. Außerdem sollte für 2-3 Tage kein Sport getrieben werden, da durch den erhöhen Blutdruck die Ausbildung von Blutergüssen begünstigt wird. Insgesamt handelt es sich allerdings um eine ambulante Behandlung, nach der Sie normal weiter am Alltag teilnehmen können. Ausfallszeiten gibt es demnach keine.

Die Penisverdickung
mit semipermanenten Füllstoffen

Hintergrund

Viele Patienten sind enttäuscht, wenn wir darüber aufklären, dass die Hyaluronsäure-Injektion nur einige Monate vorhält und danach kostenintensiv wiederholt werden muss. Die später beschriebene dauerhafte Lösung des Eigenfetttransfers allerdings bringt die Notwendigkeit einer Operation, gegebenenfalls sogar mit einer kurzen Narkose mit sich. Zahlreiche Patienten suchen eine Lösung in örtlicher Betäubung. Eine sehr innovative und neuartige Lösung stellt die Verwendung von langanhaltenden Füllstoffen (semipermanenten) Füllstoffen dar.

QUICK FACT

In der Gruppe der permanenten und semipermanenten Füllstoffe finden sich zahlreiche Produkte. Viele verfügen zumindest in Deutschland über keine Zulassung (mehr), da in den vergangenen Jahrzehnten einige Komplikationen aufgetreten sind. Es gibt viele Berichte über irrwitzige Versuche der Injektion von Silikon oder Paraffinöl, welche zum Teil zu katastrophalen Ergebnissen und dramatischen Komplikationen führen.

Zu unterscheiden hiervon sind die abbaubaren und zugelassenen Produkte, mit denen seit Jahren erfolgreich an der Brust, dem Po und anderen Körperstellen gearbeitet wird. Dennoch handelt es sich bei diesen Lokalisationen in einigen Fällen um ein sogenanntes Off-Label-Use. Damit bezeichnet man die Nutzung eines Medikaments oder eines Medizinprodukts für eine Behandlung, für welche es ursprünglich nicht gedacht war. Daher trägt der Patient ein besonderes Risiko, da er sich nach der Aufklärung für diesen Weg entscheidet. Der Arzt hingegen muss den Patienten solide und umfänglich aufklären.

Details zur Behandlung

Die Penisverdickung mit semipermanenten Fillern wird technisch ähnlich durchgeführt wie bei der Verwendung von Hyaluronsäure. Nach der Vorbereitung und einer Lokalanästhesie (natürlich steht auch hier die Option einer Kurznarkose zur Verfügung) wird über zumeist zwei kleine Zugänge (ca. 1mm lang) das Produkt über eine spezielle Infiltrationskanüle eingebracht und zirkulär gleichmäßig verteilt, so dass es zu einer Gesamtverteilung auf den Penisschaft kommt.

Da das Produkt ebenfalls hydrophil ist, also Wasser »anzieht«, kommt es in den Tagen nach der Behandlung zu einer Art Wassereinlagerung mit Volumenzunahme. Dies ist besonders wichtig, da sich die Verdickung über mehrere Tage entwickelt und ein Ergebnis erst nach etwa 3-4 Wochen als endgültig anzusehen ist.

Die Behandlung dauert etwa 60 Minuten und die Patienten können anschließend direkt nach Hause und belastungsfreien Aktivitäten schon am Folgetag nachgehen.

Nachbehandlung

Um eine gleichmäßige Verteilung des Produktes zu unterstützen, sollten Druck und Bewegungen im Bereich des Penis für etwa 1-2 Wochen vermieden werden. Hierzu zählen – parallel zu den Behandlungen mit Hyaluronsäure – auch Sex und Masturbation. Simple Erektionen, wie sie auch nachts selbstständig entstehen, sind jedoch unproblematisch.

Bei den äußerst seltenen Schmerzen nach der Injektion können Medikamente wie Ibuprofen oder Paracetamol helfen. Eine gelegentliche Rötung und Schwellung, welche nach der Injektion beobachtet werden kann, ist als unproblematisch anzusehen und sollte nach kurzer Zeit verschwinden.

Wichtig bei einer Behandlung mit einem semipermanenten Füllstoff ist, dass bei der Menge nicht übertrieben bzw. ein extremes Ergebnis angestrebt wird. Dies aus zwei Gründen: Erstens lassen sich diese Produkte nicht so leicht wieder entfernen und zu extreme Ergebnisse müssen dann akzeptiert werden, bis das Produkt wieder abgebaut ist. Zweitens wird die eingebrachte Schicht zur Verdickung natürlich bei der Erektion nicht hart, so dass ein massiv verdickter Penis zwar ordentlich Volumen aufweist, aber eine eher gummiartige bis weiche Erektion die Folge sein kann.

Die Penisverdickung mittels autologen Fetttransfer

Hintergrund

Wie Sie im Buch bereits gelernt haben, besteht der Penis im Wesentlichen aus drei Schwellkörpern und einer Harnröhre, die in einige Gewebeschichten eingepackt sind. Zwischen den Schwellkörpern und der Haut befindet sich eine dünne Schicht Bindegewebe, die uns als »Landezone« für den Eigenfetttransfer dient. Es handelt sich somit um dieselbe Schicht, in welche auch die Hyaluronsäure und semipermanente Filler platziert werden.

Aber einen Schritt zurück: Was genau ist ein Eigenfetttransfer und wie funktioniert er? Sie wissen vielleicht, wie Organtransplantationen funktionieren. Hierbei wird lebendiges Gewebe von einem Körper (Spender) auf einen anderen (Empfänger) übertragen. Die Funktionen der Zelle, zum Beispiel der Nierenzelle können dann im Empfänger weitergeführt werden, da die Zellen mit Blut und Nährstoffen versorgt werden und den Wechsel von einem Körper auf einen anderen im Grunde gar nicht wahrnehmen.

Auch innerhalb eines Organismus kann eine Zelle oder ein Organ(teil) von einer Region in eine andere transplantiert werden. Eventuell kennen Sie Hauttransplantationen, die genutzt werden, um verloren gegangene Haut innerhalb desselben Körpers zu ersetzen. Es muss sich bei den transplantierten Geweben aber nicht um ein Organ handeln. Auch einzelne Zellen können auf diese Art und Weise von einer Stelle an eine andere Stelle im Körper transferiert werden. Dies macht man sich beim Fettgewebstransfer zunutze. Von einer Stelle (zum Beispiel dem guten alten Fettgewebsüberschuss am Bauch) werden Fettzellen entnommen und in der gleichen Operation direkt in den gewünschten Bereich, zum Beispiel den Penisschaft und die Eichel transplantiert. Die Fettmenge, die wir in einem OP-Schritt in den Penis einbringen können, hängt bei der Penisverdickung von einigen Faktoren ab:

1. **Patientenwunsch:** Als wichtigste Basis für die Entscheidung der Menge verstehe ich den Wunsch der Patienten. Diese sagen uns in den meisten Fällen, dass wir bis an das Limit (also das maximale Fassungsvermögen des Penis) gehen sollen. Sie wünschen also zumeist ein maximales Ergebnis.

2. **Spenderareal:** Es muss natürlich sichergestellt werden, dass der Körper über eine ausreichende Menge Fettgewebe verfügt, aus der wir das Fett gewinnen können. Viele sehr junge Patienten haben nur sehr wenig Fettreserven und wir müssen richtig kämpfen, um die benötigte Menge zu gewinnen. In aller Regel verfügen Männer aber über ein gutes Fettpolster am Bauch und an den Flanken, auf welches wir zurückgreifen können (falls einmal wirklich nicht ausreichend Fettgewebe als Spenderareal zur Verfügung steht, kombinieren wir den Eigenfetttransfer mit einer Injektion von semipermanenten Fillern).

3. **Ausgangspenislänge & -dicke:** Selbstverständlich ist die Menge auch davon abhängig, wie lang und wie dick der Penis *vor der Operation* ist. Je mehr Umfang und Länge der Penis vor der OP aufweist, desto mehr Volumen kann er aufnehmen. Während bei einem eher kurzen (<6 cm) und dünnen (<5 cm) Penis schon kleinere Mengen einen deutlichen Zugewinn des Umfangs bewirken, muss bei einem langen und dicken Penis wesentlich mehr Fett eingebracht werden, um einen ähnlichen prozentualen Zuwachs der Dicke zu erreichen.

Ein kurzer Hinweis, ehe wir uns mit den Details der OP beschäftigen: Der Eigenfetttransfer ist eine Technik, die in vielen Bereichen der Plastischen Chirurgie angewandt wird. Um einige Beispiele zu nennen: Brustvergrößerung mit Eigenfett, Gesäßvergrößerung mit Eigenfett (auch als Brazilian Butt Lift bekannt), Faltenunterspritzung im Gesicht mit Eigenfett, Volumenaufbau im Gesicht mit Eigenfett und so weiter und so fort. Diese Technologie, die uns seit den 1990er Jahren zur Verfügung steht, ermöglicht es heute Plastischen Chirurgen rund um den Globus, körpereigenes Gewebe zu nutzen, um Volumen von einer Stelle am Körper zu einer anderen Stelle zu verschieben. Umso besser ist es folglich, wenn der Chirurg nicht nur Erfahrungen in der Genitalchirurgie hat, sondern auch den Eigenfetttransfer an andere Stellen des Körpers beherrscht. Der tägliche Umgang mit diesen Techniken führt zu besseren Erfolgen und ermöglicht ein routiniertes Arbeiten.

Details zur Behandlung

Zunächst wird ein Areal am Körper ausgewählt, wo ein Fettgewebsüberschuss besteht. Bei Männern betrifft dies in aller Regel den Bauch und/oder die Flanken. In diesen Bereich wird dann – unter einer Narkose (Dämmerschlaf) eine Kochsalzlösung eingefüllt, damit sich die Lipozyten (oder auch Adipozyten) etwas aus ihrer Verankerung lösen können. Nach einer Einwirkzeit von 15-20 Minuten stehen die Adipozyten zur Absaugung bereit. Die Absaugung erfolgt mit einem speziellen Instrument unter sehr geringem Sog, denn dieser kann die Fettzellen bei der Absaugung schädigen und muss unbedingt vermieden werden. Grundsätzlich ist die Absaugung mit einer »normalen« Fettabsaugung vergleichbar, allerdings wird bei einer Fettabsaugung bekanntermaßen das Fett entsorgt, während es bei einem Fetttransfer aufgefangen wird. Damit die Zellen diesen Transfer überstehen, müssen viele technische Tricks angewendet werden, die das Verfahren aufwendig machen. Die zuvor eingebrachte Lösung (sogenannte *Tumeszenzlösung*) wie auch die zur Absaugung verwendeten Kanülen unterscheiden sich daher bei der Penisverdickung allerdings auch sehr deutlich von dem Equipment, welches wir bei einer reinen Fettabsaugung verwenden. Der Grund ist schnell erklärt: Während es bei der Fettabsaugung einzig und allein darum geht, möglichst viel Volumen auf für den Patienten schonende Weise zu entfernen, kommt es bei der Fettgewinnung zur Penisverdickung darauf an, dass die gewonnenen Fettzellen lebendig sind.

Die gewonnene Flüssigkeit nennt man *Lipoaspirat*. Diese muss nun nach einem speziellen Protokoll verarbeitet werden. Diese Protokolle sind von Arzt zu Arzt etwas unterschiedlich und basieren auf den Erfahrungen jedes Kollegen. Eine große Anzahl von Operationen dieser Art, wie dies zum Beispiel bei uns in der Praxisklinik am

Rosengarten der Fall ist, führt zu einem großen Erfahrungsschatz und hilft dabei, das Protokoll der Fettverarbeitung anzupassen und zu verbessern. Hierdurch können die Ergebnisse optimiert werden.

Steht am Ende dieses Prozesses das Eigenfett zur Verfügung, kann es noch mit Stoffen angereichert werden, die das Überleben der Fettzellen verbessern können und somit dabei helfen, das Ergebnis zu stabilisieren.

WAS HABEN FETTZELLEN MIT TOPFPFLANZEN GEMEINSAM?

Grundsätzlich ist es wichtig zu verstehen, dass bei dem Vorgang des Transfers der Fettzellen vom Bauch auf den Penisschaft und in die Eichel ein großer Stress auf die Fettzellen (*Adipozyten*) ausgeübt wird. Der Vorgang kann verglichen werden mit dem Umsetzen von Pflanzen. Auch hier ist es wichtig, dass dieser Vorgang vorsichtig durchgeführt wird und die Pflanze an der neuen Stelle guten Boden, reichlich Nährstoffe und Wasser vorfindet.

Diese Regel gilt auch für die Fettzellen. Für sie bedeutet der Umzug auch Stress und eine Zeit lang sind sie anfällig, bis sie sich an ihre neue Umgebung gewöhnt haben. Wie groß dieser Stress ist, hängt einerseits mit der Technik und den Details des Fetttransfers selbst zusammen (und somit auch vom Arzt und seiner Erfahrung), andererseits können Sie als Patient auch Einiges für ein Überleben der Fettzellen tun (dieser Teil hängt also von Ihnen ab!). Details zu diesem Thema finden Sie weiter unten im Kapitel Nachbehandlung zu dieser OP. Es lohnt sich, dieses Kapitel aufmerksam zu lesen, da Sie durch Ihr Verhalten dazu beitragen können, ein langfristiges und stabiles Ergebnis zu erreichen.

Das Einbringen der Fettzellen am Penis (man könnte diesen Teil der Operation auch als Replantation bezeichnen) wird dann wie folgt durchgeführt:

Wie verwenden lediglich kleinere »Portale«, also Einstichstellen an der Peniswurzel, und fächern das Eigenfett von diesen Einstichstellen aus in die dafür vorgesehene Schicht. Für eine gleichmäßige Verteilung des Volumens verwenden wir eine eigens definierte Technik und haben hierfür spezielle Injektionsmaterialien entwickelt, die eine homogene Verteilung des Volumens ermöglichen. Wir sehen auch Patienten, die sich in unserer Klinik vorstellen, nachdem die OP in einer anderen Klinik »versucht« wurde. Es gibt viele Ergebnisse von ungleichmäßig verteiltem Fett, und wir haben schon so manche Korrektur weniger ansprechender Ergebnisse durchführen müssen. Dies ist zum Glück machbar und führt nach der Korrektur (für die allerdings meist zwei Operationsschritte notwendig sind) meist zu einem guten Ergebnis, ist allerdings für alle Beteiligten ärgerlich und für die betroffenen Patienten auch kostenintensiv. Daher ist es extrem wichtig, den vermeintlich einfacheren Fetttransfer routiniert und professionell durchzuführen.

Nachbehandlung

Es gibt einige sehr wichtige Punkte, auf welche Sie selbst achten müssen, nachdem bei Ihnen ein Fetttransfer zur Penisverdickung durchgeführt wurde. Die routinierte Durchführung der Operation ist nur die halbe Miete, denn die andere Hälfte des Erfolges bestimmen Sie durch Ihr Verhalten nach der Operation. Dazu müssen Sie einige wichtige Dinge beachten – also: aufgepasst und mitgeschrieben …

Das Fett mag es nach der OP »gemütlich«. Gemütlich heißt für eine Fettzelle in diesem Zusammenhang, dass sie gut mit Nährstoffen und Sauerstoff versorgt wird und entspannt damit beschäftigt sein kann, sich in der neuen Nachbarschaft einzugewöhnen. Die erste Regel nach einem Fetttransfer lautet:

REGEL 1: Extreme Temperaturen vermeiden!

Temperaturen unterhalb der Körpertemperatur führen zu einer verminderten Durchblutung des Gewebes. Denken Sie nur einmal an einen langen Winterspaziergang. Die Hände, die Ohren, die Nase und andere weiter vom Körperkern entfernte Bereiche werden so richtig eisig. Manchmal spüren Sie sogar eine leichte Taubheit, denn die verminderte Durchblutung führt zu Störungen der Sensibilität. Wenn Sie dann wieder ins Warme kommen, werden die betroffenen Körperpartien richtig heiß und rot – ein Zeichen der sogenannten *reaktiven Hyperämie*, also einer maximalen Durchblutung als Reaktion auf die Kälte.

Diese Schwankungen, aber vor allem die verminderte Durchblutung im Moment der Kälte mag das frisch transplantierte Fettgewebe *in den ersten 2-3 Monaten* gar nicht. Die Adipozyten (Fettzellen), die sich gerade erst in der neuen Umgebung zurechtfinden, werden durch Kälte unter maximalen Stress gesetzt und ein Großteil der transplantierten Zellen wird geschädigt und stirbt. Diese toten Zellen werden dann zwar brav vom Körper abtransportiert und richten keinen Schaden an. Leider ist der Effekt der Fettzellen damit allerdings auch verloren und der Penis wird wieder dünner – im schlimmsten Fall genauso dünn wie zuvor.

Sie fragen sich jetzt vielleicht: Wie soll denn eigentlich Kälte oder Hitze auf meinen Penis einwirken? Sie schlafen ja schließlich nicht in der Tiefkühltruhe! Stimmt, allerdings gibt es auch andere Möglichkeiten, den Genitalbereich unter Körpertemperatur zu kühlen oder über Maß zu erwärmen. Hierzu gehören zum Beispiel kalte Schwimmbäder, Skiurlaube und lange Winterspaziergänge, Saunabesuche, Dampfbäder und heiße Badewannen. Bitte bedenken Sie aber auch, dass diese Regel (wie auch die folgenden zwei Regeln) für einen Zeitraum von maximal drei Monaten gelten und Sie sich anschließend wieder verhalten dürfen, wie Sie es gewohnt sind. Das Fettgewebe ist dann nämlich sicher angewachsen und gegen die geschilderten Einflüsse nicht mehr sensibel.

REGEL 2: Druck vermeiden!

Druck von außen (oder von innen) auf das frisch transplantierte Fettgewebe richtet einen ähnlichen Schaden an wie kalte Temperaturen. Auch durch Druck kommt es zu einer Minderdurchblutung des Gewebes. Die neuen Adipozyten reagieren hierauf ebenfalls mit einem hohen Stresslevel und nicht wenige überleben diesen nicht. Der Grund: Durch den Druck auf das Gewebe wird die Durchblutung vermindert, ähnlich wie wenn jemand bei Ihnen auf dem Gartenschlauch steht, sobald Sie die frisch gepflanzten Blumen wässern wollen. Daher sollte auch Druck in jeglicher Form verhindert werden. Hierzu gehört vor allem das Tragen enger Hosen und Unterwäsche, Beine übereinanderschlagen, bäuchlings schlafen, eine intensive Masturbation und – auch das kann ich Ihnen leider nicht erlauben – der Sex. Beim Sex kommt der Druck ja einerseits von innen (durch die Erektion der Schwellkörper), was alleine nicht so kritisch wäre, da die Zellen nach außen noch Platz finden. Aber nun kommt außen der Druck durch den Sexualpartner hinzu und dieser vermindert die Durchblutung des Gewebes massiv. Sie sehen also: Sie sollten ein Zeitfenster finden, in welchem sich die OP gut in Ihren Lebensabschnitt eingliedert (im wahrsten Sinne des Wortes!).

REGEL 3: Nikotin & Co vermeiden!

Sie haben sicher bereits gehört, dass Nikotin und andere Giftstoffe die Durchblutung im Bereich kleiner Gefäße stören. Gleichgültig, ob die kleinen Arterien am Herzen sind oder in der Haut: Raucher weisen immer eine schlechtere Wundheilung auf, Infektionen sind häufiger und Narben heilen nicht so schön aus, wie dies bei Nichtrauchern der Fall ist. Im Kontext der Penisverdickung haben wir aber noch ein ganz anderes Problem mit dem Rauchen, denn es verengt die kleinen Arterien, die das frisch transplantierte Fett mit Sauerstoff und Nährstoffen versorgen. Die Effekte einer einzigen Zigarette kann dabei so verheerend sein, dass als Folge einer Zigarette ein deutlicher Verlust von Fettgewebe messbar wird. Einige Plastische Chirurgen sind daher dazu übergegangen, Raucher(innen) von ästhetischen Eingriffen auszuschließen. Eine Studie unter knapp 130.000 Patienten, welche sich einem ästhetischen Eingriff unterzogen, zeigte nachweislich, dass Raucher mit einem deutlichen größeren Risiko an Komplikationen rechnen müssen. Auch wenn wir Patienten operieren, die die Nikotinsucht nicht in den Griff bekommen, kläre ich diese ganz offen und deutlich darüber auf, dass das Risiko groß ist, das gesamte Fettgewebe und den Effekt auf die Verdickung zu verlieren. Sie als Patient müssen selbst entscheiden, wie ernsthaft Sie an einem guten Ergebnis interessiert sind und dann alles daran setzen, Ihre Nikotinsucht zu beenden, zumindest aber für 2-3 Monate zu pausieren und dem Fett so die Möglichkeit geben, sich ungestört im Penisschaft zu integrieren. Vielleicht ist diese OP ja, wie in einigen Fällen bereits bei unseren Patienten erlebt, die Initialzündung für ein gesünderes Leben ohne Nikotin.

Bemerkung: Regel 3 gilt selbstverständlich auch für andere Arten inhalativer Genüsse wie Pfeife, Zigarren, Joints und Wasserpfeifen.

Die Penisverdickung
mittels Implantate

Hintergrund

Wenn Frauen Ihre Brust vergrößern oder Männer das Kinn konturieren lassen möchten, kommen nicht selten Implantate aus Silikon zum Einsatz. Dieses Material hat sich als relativ »innert«, also körperverträglich herausgestellt und kommt daher häufig zum Einsatz. Die Vorteile liegen klar auf der Hand:

- Vorhersehbares Volumen
- Bestimmbare Formen und Dimensionen
- Gute Verträglichkeit
- Möglichkeit einer Entfernung im Ganzen

Da es sich bei der Intimchirurgie des Mannes (noch) um ein kleines Fach handelt, kann die Nutzung solcher Implantate bis dato nicht als Standardlösung bezeichnet werden. Dennoch gibt es Implantate für den Penisschaft – zumindest in den Vereinigten Staaten von Amerika. Auch wenn wir uns wünschen, dass diese Implantate auch in Deutschland zugelassen wären: Einige gravierende Nachteile dürfen nicht verschwiegen werden.

1. Das Implantat ist lediglich von der dünnen Penishaut bedeckt und rasch kann es bei Hautverletzungen oder kleineren Infektionen zu Entzündungsreaktionen am Implantat kommen. In diesen Fällen muss das Implantat entfernt werden.

2. Der Penis ist ja größtenteils eher klein und schlaff. Nur in Erektion wächst er um viele Prozentpunkte an. Das Silikonimplantat muss aber für beide Zustände passen. Hier kommt es regelmäßig zu einer schlechten Passform – entweder im

schlaffen, noch im erregten Zustand. In der Erektion ist es rasch zu klein, während es im schlaffen Zustand an der Haut drückt. Kein optimaler Zustand!

3. Haptisch, also vom Tastgefühl, entspricht das Implantat im entspannten Zustand nicht einem weichen Penis, sondern fühlt sich eher wie eine Silikonschicht an.

Es gibt also Vor- und Nachteile, wie so oft im Leben. Nur eine ausführliche Beratung kann zu einer fundierten Entscheidung führen. Eine detaillierte Datenlage mit objektiven Ergebnissen liegt zu dieser Technik leider nicht vor.

Details zur Behandlung

Die Implantation eines soliden Silikonimplantats, wie zum Beispiel dem Penuma-Implanatat erfolgt in einer kurzen Narkose. Es gibt zwei Möglichkeiten, das schalenförmige Implantat in der korrekten Schicht zu platzieren: entweder wir öffnen die Haut im Bereich der Spitze und führen eine gleichzeitige Beschneidung durch bzw. nutzen den vorhandenen Beschneidungszugang. Alternativ kann ein Zugang an der Peniswurzel genutzt werden. Hierfür wird ein querer Schnitt im Bereich der behaarten Haut oberhalb des Penis angelegt und das Implantat hierüber eingebracht (Abbildung 17).

Die Effekte sind eine gleichzeitige Verdickung mit einem zusätzlichen Verlängerungseffekt. Das relativ stabile Implantat gibt dem Penis nämlich nicht nur ein zusätzliches Volumen, sondern schiebt diesen auch aus dem Inneren des Körpers leicht nach außen und führt somit zu einer zusätzlichen Verlängerung.

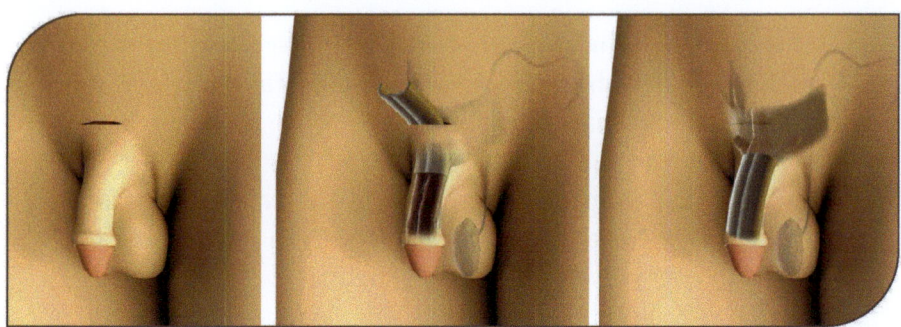

Abbildung 17 Durch ein »Einschieben« eines speziellen Silikonimplantats kann eine dauerhafte Verdickung des Schaftes erreicht werden. Durch die eigene Spannung des Materials wird hierdurch außerdem eine Verlängerung erreicht.

Nachbehandlung

Es ist nach der Operation eine Schonzeit von ca. 3-4 Wochen notwendig. Die Schmerzen sind überschaubar. Die Narbe heilt in den meisten Fällen gut ab und ist nach einiger Zeit kaum noch zu sehen.

Die Eichelverdickung

Hintergrund

Die Eichel des Penis stabilisiert nicht nur die Harnröhre, sondern sie dient gleichzeitig als Spitze zum Öffnen der Vaginalstrukturen im sexuellen Akt. Diese Türöffner-Funktion drückt sich in der konischen Form der Penisspitze aus. Ein ausgewogenes Verhältnis von Eicheldicke zu Penisschaftdicke ist hierbei für eine gute sexuelle Funktion entscheidend. Außerdem wirkt ein schmaler Penisschaft mit relativ großer Eichel ästhetisch nicht ansprechend und auch andersherum, also die kleine Eichel mit dickerem Penisschaft ist kein optimaler Anblick. Daher geht es bei einer Penisvergrößerung auch darum, sowohl Eichel als auch Penisschaft in ein ausgewogenes Verhältnis zu bringen.

Kollege Moon und seine Arbeitsgruppe haben in einer Serie von Eichelvergrößerungen mit Hilfe von Hyaluronsäure die Vorteile einer solchen Behandlung offengelegt, die Technik beschrieben und auch Langzeitergebnisse berichtet. Die Hyaluronsäure als natürlicher Volumenfiller hat sich dabei positiv gegenüber anderen injizierbaren Substanzen hervorgetan. Um eine größtmögliche Sicherheit der Behandlungen zu gewährleisten, ist eine umfassende Erfahrung im Umgang mit injizierbaren Füllstoffen für den behandelnden Plastischen Chirurgen unerlässlich. Die verwendeten Produkte müssen dabei mehrere Eigenschaften erfüllen, um in dieser sensiblen Körperregion erfolgreich eingesetzt werden zu können. Sie sollten biokompatibel sein (also vom Körper vertragen werden), keine Allergien auslösen, ungiftig und haltbar, aber gleichzeitig auch selbstauflösend sein. Schließlich sollte auch der Preis nicht zu hoch sein, um eine Patientenzufriedenheit gewährleisten zu können.

Die Vergrößerung der Eichel wird nicht nur aus ästhetischen Erwägungen in Betracht gezogen. Es gibt eine Reihe wissenschaftlicher Arbeiten, die sich mit der Frage auseinandergesetzt haben, ob eine Vergrößerung des Eichelvolumens bei der Problematik einer vorzeitigen Ejakulation (die sogenannte *Ejaculatio präcox*) hilfreich sein kann. Hintergrund dieser Überlegungen ist die Tatsache, dass das Eichelgewebe zu den intensivsten erogenen Zonen im Bereich des Penis gehört und eine Ejakulation bei vielen Männern nicht nur, aber vor allem durch eine Stimulation der Penisspitze ausgelöst werden kann. Die vielen sensiblen Tastkörper, die sich unmittelbar unter der Haut befinden, vermitteln den Reiz, der zur Erektion und vor allem zur Ejakulation führt. Die Idee hinter einer Vergrößerung mit Hyaluronsäure (oder auch dem Eigenfett, wie Sie später lesen werden) war nun, diese Tastkörper in eine weiche Schicht einzupacken und damit weniger reizbar vor Stimulation zu schützen. In einer koreanischen Studie gaben über 60 % der befragten Urologen an, bei Patienten mit einem vorzeitigen Samenerguss auf eine solche Behandlung zurückzugreifen, sofern andere Therapien erfolglos beendet wurden.

Es gibt verschiedene Injektionsprotokolle für eine Vergrößerung der Eichel mit Hyaluronsäure (Abb. 18). Abdallah haben ein relativ weit verbreitetes Behandlungsschema entwickelt und empfehlen zwei verschiedene »Reihen« an Injektionspunkten: Die erste Reihe erstreckt sich entlang der sogenannten Corona, also dem ringförmigen Beginn der Eichel, eine zweite Reihe mit mehreren Injektionsstellen ist weiter zur Penisspitze hin angeordnet.

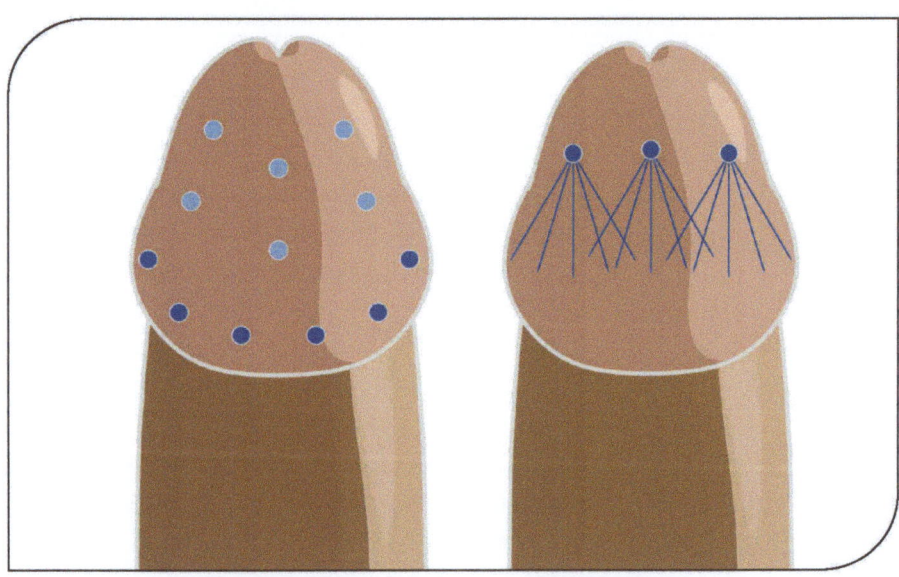

Abbildung 18 Injektionsstellen für Eichelvergrößerung mittels Hyaluronsäureinjektion;
LINKS: »Drop-Injection-Technique« modifiziert durch Dr. Spanholtz basierend auf der Publikation von Abdallah et al (2012), RECHTS: Fan-Technik mit retrograder Injektion nach Moon et al.

Andere beschriebene Techniken werden vorzugsweise scheibenwischerartig umgesetzt, bei welcher die Hyaluronsäure durch drei eher am Eichelende gelegene Injektionspunkte fächerförmig eingebracht wird. Die meisten beschriebenen Injektionstechniken vergrößern vor allem die Oberseite der Eichel und sparen den unten liegenden Anteil (rund um das sogenannte Frenulum) aus. Eine sinnvolle Maßnahme, wenn man bedenkt, dass die Unterseite eigentlich wenig sichtbar ist und dort auch besonders viele Nervenkörperchen für die Stimulierbarkeit platziert sind, deren Tastsinn man ungerne mindern möchte. Zusätzlich muss bei Injektionen an der Unterseite stets die Anatomie der Urethra (Harnröhre) bedacht werden, die auf keinen Fall durch eine Injektion verletzt werden darf.

Um ein stabiles und formschönes Ergebnis zu erreichen, sind bei der Planung der Injektion mehrere Aspekte zu berücksichtigen:
1. Die Viskosität (»Dicke«) der verwendeten Hyaluronsäure
2. Die Stärke und Länge der Injektionsnadel
3. Die Schicht, in welcher das Produkt platziert wird
4. Der Injektionsdruck, mit welcher die Hyaluronsäure eingebracht wird

Schnell kommt es zu oberflächlich sichtbaren »Knubbeln«, die die Ästhetik des Ergebnisses stören. Auch eine zu tiefe Injektion in den Schwellkörper ist aus meiner Erfahrung zwar ungefährlich, führt aber zu einem sehr raschen Abbauprozess der Hyaluronsäure. Die Erfahrung ist bei dieser Behandlung wie so oft der Schlüssel zum Erfolg.

Details zur Behandlung

Die Behandlung kann in örtlicher Betäubung oder in einer kurzen Narkose durchgeführt werden. Dies sollten Sie als Patient davon abhängig machen, ob Sie tendenziell zu den ängstlichen Patienten gehören und die ganze Prozedur lieber »verschlafen« möchten. Natürlich birgt eine kurze Narkose (Dämmerschlaf) eigene Risiken – wenn auch nur sehr geringe – und ist mit zusätzlichen Kosten verbunden, dennoch ist dies für bestimmte Patienten eine gute Option.

Nach einer Vorbesprechung und einer Planung der Behandlung kann bereits im Rahmen der ersten Vorstellung eine Behandlung durchgeführt werden, falls dies gewünscht ist. Steriles Arbeiten ist bei Behandlungen in der Intimzone absolut wichtig, da diese Region des Körpers nie zu 100 % keimfrei sein kann. Es ist besonders sinnvoll, einige Tage vor der Behandlung eine Reinigung der Intimzone zu Hause einzuplanen, welche mit desinfizierenden Waschlotionen erfolgt. Wir empfehlen unseren Patienten diese Reinigung im Vorfeld, um Infektionen zu vermeiden.

Am Behandlungstag kommt der Patient zu uns in die Klinik und erhält eine lokalanästhetische Creme, die er selbst auf den Penis aufträgt. Diese soll 20-30 Minuten einwirken, ehe mit der Behandlung begonnen wird. Nun erfolgen eine ausführliche Desinfektion und eine sterile Abdeckung des OP-Feldes sowie die örtliche Betäubung mittels Injektion. Wie beim Zahnarzt wird ein örtliches Betäubungsmittel eingespritzt, welches nach wenigen Minuten zu einem kompletten Taubheitsgefühl im Bereich des gesamten Penis führt. Die Injektionspunkte befinden sich nicht am Penis selbst, sondern am Körper – genau dort, wo der Penis entspringt (*Peniswurzel*). Durch die zuvor aufgebrachte Betäubungscreme sind die

Betäubungsspritzen nun kaum noch zu spüren und die Wirkung der Injektion kann nach wenigen Minuten zu einer kompletten Schmerzfreiheit führen.

Wir haben über die Jahre eine eigene Injektionstechnik entwickelt und wenden diese in nahezu allen Fällen in auf den Patienten zugeschnittene Art und Weise erfolgreich an. Der Begriff Drop-Injection-Technique beschreibt unser Verfahren, bei welchem nach einem festen und routinierten Schema an einzelnen Injektionspunkten Flächendepots in die Schicht zwischen Eichelschwellkörper und Schleimhaut platziert werden. Wir verwenden hierfür Hyaluronsäuren aus der ästhetischen Medizin, die sich über Jahre in ihrer Sicherheit und Stabilität bewährt haben. Die Technik wurde von mir auf der Basis beschriebener Techniken weiterentwickelt und basiert auf einer dem Patienten angepassten Verteilung speziellen Hyaluronsäure. Nicht bei jedem Patienten ist die Eichel (*Glans penis*) identisch und daher muss für jeden Patienten ein individuelles Behandlungsschema entworfen werden.

Sobald die örtliche Betäubung ihre volle Wirkung entfaltet, injizieren wir die benötigte Menge an Hyaluronsäure in das Gewebe der Eichel. Eine abschließende Desinfektion und ein schützender Verband schließen die Behandlung ab. Nach einer kurzen Entspannungsphase in der Klinik und einem stärkenden Caffè latte (nomen est omen) können die Patienten direkt wieder nach Hause gehen.

Nachbehandlung
Alles Wesentliche passiert eigentlich im Rahmen der Behandlung selbst. Sie als Patient müssen nach der Injektion nicht viele Details beachten. Am Tag der Behandlung sollten Sie den Penis schonen, Druck auf die Eichel vermeiden und nach Möglichkeit den Penis

nach oben lagern. Warum dies sinnvoll ist und wie das geht, muss in der Regel kurz erklärt werden: Der Penis schwillt schnell an. Sie erinnern sich vielleicht an den einen oder anderen Sportunfall mit einem schmerzhaften Tritt in die Kronjuwelen. Dies führt spätestens am Folgetag zu einer ziemlich heftigen Schwellung, die mit Schmerzen einhergehen kann. Das ist auch der Fall, sobald wir eine Injektion mit Hyaluronsäure in die Eichel durchführen. Allein die Injektion reicht nämlich auch aus, um eine (eventuell schmerzhafte) Schwellung hervorzurufen. Herunterhängend ist das beste Stück nämlich eine Sackgasse und Flüssigkeiten finden den Weg nur schwer oder gar nicht zurück in den Körper. Resultat: Der Penis schwillt an (und nur äußerst langsam wieder ab). Daher ist es wichtig, den Penis nach der Behandlung entgegen der Schwerkraft zu lagern, damit Lymphe und andere Gewebeflüssigkeiten aus dem Penis abfließen können. Dies geschieht am besten durch einen Verband, der den Penis umschließt und welcher dann – gestützt durch die Unterhose – zu einer nach oben gerichteten Position des Penis in der Hose führt. So gelagert beschleunigt sich die Abschwellung und das gute Stück ist bald wieder einsatzbereit.

Sport und körperliche Aktivitäten sowie Baden und Saunieren sollten für 2-3 Tage vermieden werden. Druck von außen (Sex, enge Hosen, Schlafen auf dem Bauch etc.) ist absolut zu vermeiden, denn dies kann zu einer ungleichmäßigen Verteilung der injizierten Hyaluronsäure und zu einem vermehrten Abbau führen.

Sobald sich die HS einmal integriert hat, bleibt das Ergebnis stabil bestehen, bis die HS vollständig abgebaut ist. Da es sich – im Vergleich zum Eigenfetttransfer – nicht um einen dauerhaften Filler handelt, greift der Körper die HS Ketten an und verstoffwechselt diese Stück für Stück. Wie sich ein Zuckerwürfel langsam im Wasser auflöst, so wird auch die HS über die folgenden Wochen und Monate abgebaut und verschwindet schließlich vollständig wieder aus dem Körper. Dieser Prozess dauert an der Eichel etwa 4-6 Monate, wobei wir auch Patienten haben, die über eine längere Haltbarkeit berichten und andere, bei denen das Ergebnis nach drei Monaten schon wieder deutlich abgenommen hat. Dies ist individuell verschieden und nur ein Versuch kann Ihnen zeigen, ob diese Behandlung für Sie eine gute Option ist oder ob Sie lieber auf eine Transplantation von Fettgewebe bauen sollten.

In meiner Klinik verwenden wir verschiedene Techniken zur Eichelverdickung. Die in der wissenschaftlichen Arbeit beschriebene Injektion von Hyaluronsäure ist ein guter und vernünftiger Weg, um eine temporäre Eichelvergrößerung zu erlangen, aber wir gehen oftmals noch einen Schritt weiter und führen einen zusätzlichen Transfer von Nano-Fett durch, um eine dauerhafte Stabilisierung des Eichelvolumens zu gewährleisten.

Die Penisverlängerung

Hintergrund

Die Penislänge stellt so etwas wie die zentrale Frage in den Köpfen vieler meiner Patienten dar. Natürlich spielen viele Teilaspekte eine Rolle, wenn es um gute Sexualität geht, und die bloße Länge des guten Stückes ist hier nur ein Teilaspekt. Theoretisch ist dies auch allen Beteiligten klar. Allerdings spricht die ganze Welt (und nicht nur die männliche!) von der Länge. Es scheint der alte Witz zu gelten: »Was ist wichtiger als Länge? Noooooch mehr Länge!«. Im englischen Sprachgebrauch wird die Scham um die (vermeintlich) fehlende Penislänge auch als »shower syndrome« oder »locker room syndrome« bezeichnet. Diese Bezeichnungen sind deshalb ziemlich treffend, da sie beschreiben, dass Männer in ihrer Penislänge oftmals einen Vergleich zu anderen männlichen Mitmenschen anstrengen. Dies passiert vornehmlich in Umkleiden oder Duschen, so dass sich hierfür die Begriffe etabliert haben.

Wie der Penis anatomisch aufgebaut ist, haben Sie hier bereits erfahren. Dieses Kapitel soll Ihnen nun verdeutlichen, wie man sich die Bauart des Penis zu Nutze machen kann, um den Penis zu verlängern. Da es sich bei dem Bedürfnis nach einem Zugewinn an Penislänge um einen mehr als uralten Wunsch des Menschen handelt, gibt es unzählige Theorien, wie der Penis verlängert werden kann. Die Operation, also der Eingriff, den wir zu diesem Zwecke durchführen, ist erst möglich, seitdem ein chirurgisches Operieren technisch umsetzbar geworden ist. Mit der Entwicklung moderner Operationsverfahren und dem wissenschaftlichen Austausch in der globalisierten Welt wurden OP-Techniken verfügbar, die eine erfolgreiche Penisverlängerung möglich machen. In den folgenden Zeilen möchte ich Ihnen erklären, wie die Penisverlängerung abläuft.

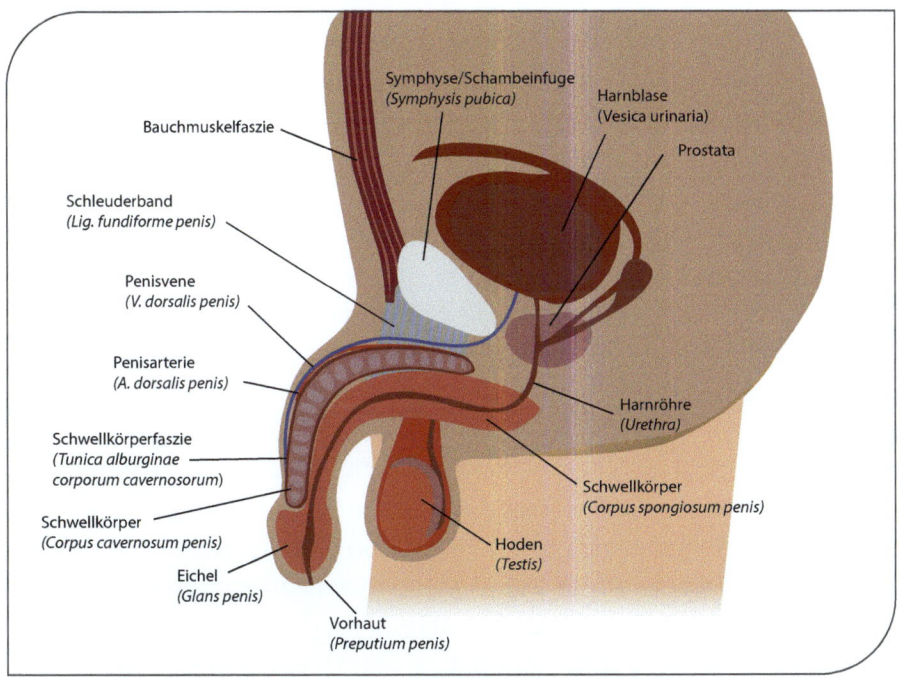

Bauchmuskelfaszie

Schleuderband
(Lig. fundiforme penis)

Penisvene
(V. dorsalis penis)

Penisarterie
(A. dorsalis penis)

Schwellkörperfaszie
(Tunica alburginae
corporum cavernosorum)

Schwellkörper
(Corpus cavernosum penis)

Eichel
(Glans penis)

Vorhaut
(Preputium penis)

Symphyse/Schambeinfuge
(Symphysis pubica)

Harnblase
(Vesica urinaria)

Prostata

Harnröhre
(Urethra)

Schwellkörper
(Corpus spongiosum penis)

Hoden
(Testis)

Abbildung 19 Das Halteband (auch Schleuderband), welches den Schwellkörper und somit den Penisschaft mit der Symphyse (Beckenknochen) verbindet, wird hierbei sicht- bar gemacht und schrittweise durchtrennt, bis der Penis spannungsfrei nach außen gezogen werden kann.

Details zur Behandlung

Nach den üblichen Vorbereitungen und Untersuchungen wird 2-3 Tage vor der OP der Intimbereich rasiert und mit einem speziellen, desinfizierenden Duschgel gewaschen. So ist das OP-Feld gut für den Eingriff vorbereitet und bakteriellen Infektionen wird vorgebeugt.

Die Operation wird in Fachkreisen auch als Ligamentotomie bezeichnet. Der Wortanteil »Ligament« bezieht sich hier auf den Halteapparat des Penis, der ihn im Inneren des Körpers mit dem Beckenknochen verbindet (Abb. 19). Der zweite Teil »–tomie« bedeutet in der Chirurgie allgemein ein »Durchtrennen« und wird auch bei vielen anderen Operationsverfahren verwendet. Zusammengesetzt bedeutet das Wort also »Banddurchtrennung« und das beschreibt auch sehr genau die Grundidee der Operation.

Über einen kleinen Hautschnitt macht der Chirurg das Halteband sichtbar und setzt dieses von seiner Anhaftungsstelle am Becken ab. Der Penis, der durch diese Aufhängung oben am Becken eine deutliche Kurve beschreibt, schiebt sich dann nach außen und gewinnt dadurch die entsprechende Länge von im Schnitt 2-4 cm.

So zumindest die Theorie. Klingt ja nicht so kompliziert. Warum ist die Lernphase für Plastische Chirurgen dann so lang und warum lassen viele ganz und gar die Finger von dieser Operation? Der Teufel steckt wie so oft im Detail: Der Schwellkörper wird in Wahrheit von einem fächerförmigen Bandapparat in seiner »kurzen« Position gehalten. Diese Bänder strahlen in Form des Ligamentum suspensorium, also des viel erwähnten Schleuderbandes in den Penisschaft ein, aber eben nicht nur dieses Band hält und stabilisiert den Penis. Wichtig ist, dass die rückhaltenden Bänder vollständig durchtrennt werden, dabei aber die wichtigen Bänder, die die Stabilität nach hinten und zu den Seiten gewährleisten, erhalten bleiben. Um dieses Ergebnis zu erzielen, muss recht tief präpariert werden und die Nerven und Gefäße sind nicht weit! Da heißt es: Augen auf und konzentrieren, denn wenn die Nerven oder Gefäße verletzt werden, sind die Komplikationen nicht mehr weit.

Auch wir klären über die Gefahren und Risiken der OP sehr ausführlich auf – nicht zuletzt durch dieses Buch – dennoch kann ich jedem Patienten versichern, dass die chirurgische Erfahrung am Ende entscheidend für eine sichere und erfolgreiche OP ist. Nur wer diese OP häufig durchführt, kann eine solche Erfahrung vorweisen. Daher ist es wichtig, dass Sie bei der Wahl Ihres Behandlers dessen OP-Zahlen erfragen und sich auf Plattformen und in Foren darüber informieren, wer in Ihrer Nähe Erfahrung mit dieser OP aufweisen kann.

Nachbehandlung

Das Ergebnis in puncto Penisverlängerung ist sofort nach der OP sichtbar und wird von uns fotodokumentiert. Aber Achtung! Das Ergebnis nach dem Eingriff entspricht nicht dem Ergebnis nach drei Wochen und dem nach drei Monaten. Warum? Die innere Narbenbildung führt zu einer gewissen Abnahme des Längengewinns (Abb. 20). Die ersten zwei Woche nach der OP soll die Wunde erstmal in Ruhe heilen. Duschen können Sie zwar, aber jegliche aktive Belastung des Körpers sollte vermieden werden. Rauchen muss ebenfalls pausiert werden, da Nikotin die Wundheilung stört.

Nach zwei Wochen beginnt die sogenannte Distraktionsbehandlung mit einem speziellen Gerät, welches Sie von uns erhalten. Es führt dazu, dass der Penis in der Heilungsphase »auf Länge« gehalten wird, bis das Narbengewebe abgeheilt und die Narbe wieder weich ist. Der Distraktor bewirkt, dass der Penis einen axialen Zug bekommt, also idealerweise zum Knie hin (nach unten) oder (alternativ) zur Seite hin »distrahiert«, also in die Länge gezogen wird. Hierbei wird der Bereich des ehemaligen Haltebands auf Abstand gehalten und der Penis kann in seiner neuen Position einheilen. Die Distraktion ist 8 Wochen ca. 6-8 Stunden pro Tag (zum Beispiel über Nacht) zu tragen und kann dann – sofern die äußere Narbe weich geworden ist – abgenommen werden.

Denn wenn die äußere Narbe weich und geschmeidig ist, ist das Narbengewebe innen ebenfalls weich und geschmeidig und es braucht den Distraktor nicht mehr, um das stabile Ergebnis zu halten. Wir haben zur besseren Erklärung ein Schema entworfen, welches die Längenentwicklung darstellen soll:

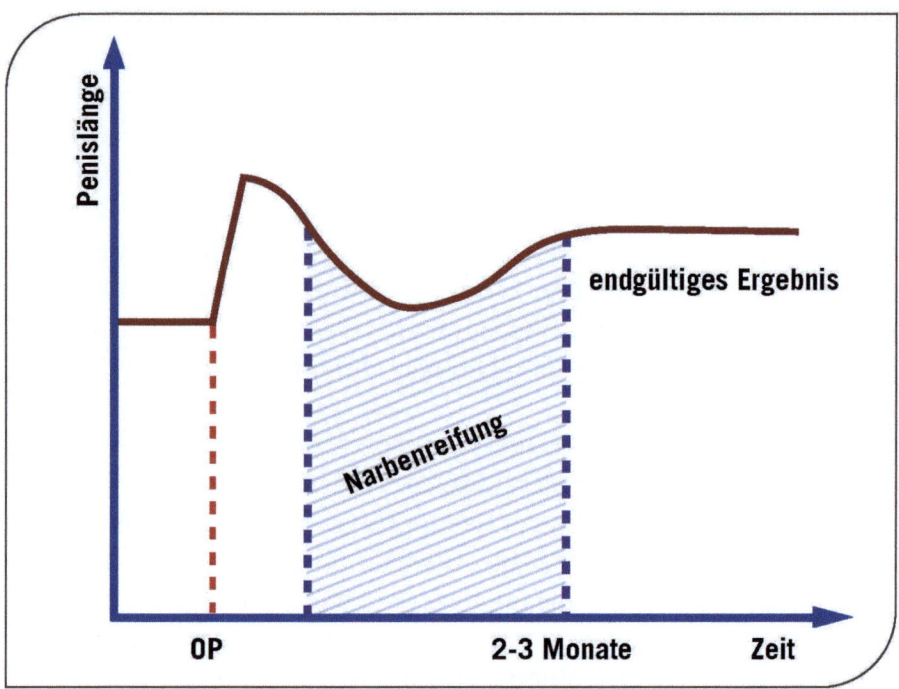

Abbildung 20 Die in der OP erreichte Zusatzlänge nimmt im Rahmen der Narbenreifung zunächst wieder ab. Sobald die Narbe außen (und somit auch im Inneren) wieder weich und geschmeidig wird, kehrt die Zusatzlänge des Penis zurück und ist nach etwa 2-3 Monaten als stabil zu betrachten. In der Phase der Narbenreifung muss der Distraktor täglich (bzw. nächtlich) getragen werden (mindestens 8-10 Stunden).

Ergänzende Intimchirurgie

Die Hodensackstraffung

Hintergrund

Im Hodensack (medizinisch: *Skrotum*) werden die männlichen Samenzellen gebildet. Der direkt neben dem Hoden liegende Nebenhoden ist an der Reifung der Samenzellen beteiligt und bildet wichtige Glykoproteine, die für eine Funktion der Samenzellen essenziell sind. Hoden und Nebenhoden sind in einem komplexen Haut- und Schleimhautsystem eingepackt. Dies liegt auch daran, dass der Hoden im Rahmen der embryonalen Entwicklung erst in den Hodensack einwandert. Die im Bauch liegenden Hoden schieben sich nämlich durch die Bauchwand hindurch in das Skrotum. Sinn und Zweck dieses komplizierten Vorgangs ist, dass die Hoden selbst nach außen verlagert werden sollen, um nicht den hohen Temperaturen des Körperinneren ausgesetzt zu sein. Dies schädigt nämlich die Samenzellen und vermindert so die Fruchtbarkeit.

Der Hoden weist daher einen vielschichtigen Hautmantel auf, in dessen Inneren Hoden und Nebenhoden, Samenleiter, Gefäße und Nerven eingebettet liegen. Alle diese Strukturen ziehen aufgrund der embryologischen Vorgeschichte des Hoden nach oben durch den Leistenkanal in das Körperinnere (siehe Abb. 21).

Mit zunehmendem Lebensalter oder auch wegen einer genetischen »Laune« sinkt der Hoden gerne tief nach unten. Da die Haut des Hodensacks schlaff und faltig ist, wirkt der Hoden dann schnell spannungslos und erschlafft. Viele Patienten fragen uns daher, ob nicht eine Verjüngung bzw. Straffung des Hodensacks im Rahmen einer intimchirurgischen Operation denkbar wäre. Diesen Eingriff nennen wir Skrotalstraffung.

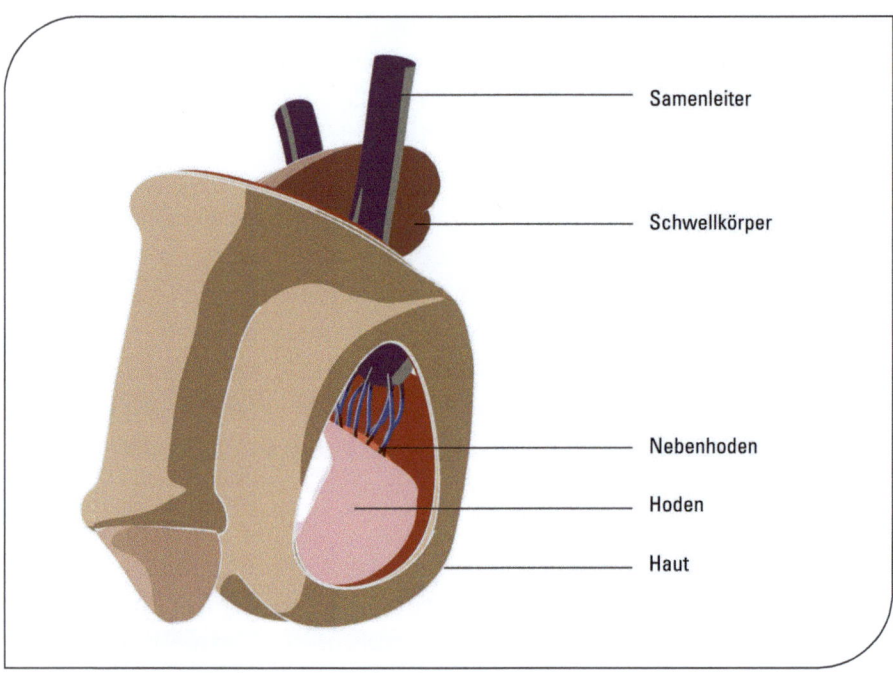

Abbildung 21 Der Hodensack (Skrotum) »beherbergt« die Hoden und die Nebenhoden, von welchen der Samenleiter und eine Gefäß-Nervenstraße über die Leiste in das Innere des Körpers ziehen. Ein Schichtsystem umschließt zwiebelschalenartig den wertvollen Inhalt des Hodensacks.

FACTCHECK

Wandern die Hoden nicht vollständig durch den Leistenkanal in den Hodensack oder bildet sich eine instabile Verankerung im Hodensack aus (Pendelhoden oder Wanderhoden), so werden die Hoden durch die zu hohen Körperkerntemperaturen geschädigt und die Fruchtbarkeit des Mannes kann gefährdet sein. Daher wird im Rahmen der Kinderarztuntersuchungen immer auch die Position der Hoden überprüft und sogenannte Hodenhochstände müssen erkannt und operiert werden.

Details zur Behandlung

Für eine Skrotalstraffung gibt es verschiedene Techniken. Welche die optimale Technik ist, hängt vom Wunsch des Patienten und auch vom Ausgangsbefund ab. Grundsätzlich positionieren wir die Narbe so unauffällig wie möglich, wenngleich die Haut des Skrotums so faltig ist, dass eine Narbe sowieso kaum auffällt. Daher stellen die Narben selbst kein großes ästhetisches Problem dar. Der Hoden verfügt aufgrund seiner Form und seiner Entstehung über zwei Bereiche, in denen sich eine Narbe besonders gut verstecken lässt: Dabei handelt es sich erstens um die sogenannte Raphe und zweitens um die Rückseite des Hodens. Der Begriff »Raphe« bezeichnet die Naht, welche sich von der Penisunterseite über den gesamten Hodensack nach hinten zieht. In dieser natürlichen Nahtstelle lässt sich eine Narbe perfekt verstecken, was den Hoden sehr effektiv strafft. Bei einer zweiten, von uns selbst entwickelte Technik wird die Narbe auf der Rückseite des Hoden positioniert. Diese Technik eignet sich hervorragend für Patienten, die ein »Anheben« des Hodensacks wünschen, also ein Hodenlifting. Die Narbe ist nach der

Abheilung von vorne und von unten überhaupt nicht zu sehen. Aus unserer Sicht bringt diese Technik die optimalen Ergebnisse hervor.

Nachbehandlung

Auch wenn der eigentliche Eingriff der Hodensackstraffung (Hodenlifting) technisch unkompliziert ist, bedarf es einiger Geduld bei der Nachbehandlung. Wer schon mal einen Tritt oder Schlag in den Hoden bekommen hat, weiß, dass es sich bei diesem Gewebe um ein schmerzempfindliches Körperteil handelt und dass ein Trauma in diesem Bereich gerne zu einer massiven Schwellung führt. Nicht umsonst werden die Hoden auch die Kronjuwelen des Mannes genannt. Daher ist es unvermeidbar, sich nach einer Hodensackstraffung vernünftig und konsequent zu schonen. Einige Tage Ruhe zu Hause und eine Hochlagerung des Hodens auf einem sogenannten Hodenbänkchen sind unsere absolute Empfehlung. Bei dem Hodenbänkchen können Sie sich ganz gut selbst helfen: Sie nehmen einfach einen Luftballon, füllen diesen mit kühlem (und somit auch kühlendem) Wasser und platzieren diesen unter dem Hoden. Dieser wird auf diese Art nicht nur hochgelagert und kann abschwellen, sondern gleichzeitig findet auch eine sanfte Kühlung statt, was die Abschwellung unterstützt und die Schmerzen lindert.

Das verwendete Nahtmaterial ist selbstauflösend und muss daher nicht entfernt werden. Die »Auszeit«, die nach einer solchen Operation eingeplant werden sollte, umfasst ungefähr 10-14 Tage, je nachdem ob der Patient einer körperlichen Beschäftigung nachgeht oder einer Bürotätigkeit. In jedem Fall ist es wichtig, die Operation vernünftig in den Lebensalltag einzuplanen und nicht irgendwo mit 2 oder 3 Tagen Auszeit dazwischen zu quetschen, da hierdurch die Gefahr einer Komplikation wie Schwellungen und Nachblutungen zunimmt und wir diese unbedingt vermeiden wollen.

Hodensegel – Penile Webbing Korrektur

Wie Sie soeben gelesen haben, lässt sich die erschlaffte Hodensack-
haut straffen und der Hoden, der im Alter sogar bis unter die Penisspitze hängen kann, wieder anheben. Dies gibt dem Hoden ein
pralleres und elastischeres Aussehen und führt beim Anfassen des
Hodens zu einem festen und griffigen Eindruck.

Über diese positiven Effekte einer »normalen« Hodensackstraffung
hinaus haben wir in der Praxisklinik am Rosengarten über die letzten Jahre eine Straffungstechnik des Hodensacks entwickelt, die
den Penis länger erscheinen lässt und die erschlaffte Hodensack-
haut gleichzeitig strafft: die Korrektur des Hodensegels. Der Begriff
Hodensegel (im englischen auch als *penile webbing* bezeichnet) beschreibt den Hautanteil des Hodens, der an der Unterseite des Penis
ansetzt (siehe Abbildung 22). Wenn der Penis angehoben wird oder
sich im Rahmen der Erektion aufstellt, kann sich diese Haut wie bei
einem Truthahnhals (kein schöner dennoch passender Vergleich in
diesem Zusammenhang) aufspannen und den Penis im mittleren
Schaftbereich mit dem Hodensack verbinden. Die Funktion des Penis oder auch des Hodens ist hierdurch zwar in der Regel nicht be-
einträchtigt, allerdings wirkt diese Hodenhaut visuell auf die Penislänge ein: Der Penis scheint erst dort zu entspringen, wo die Haut
des Hoden endet und er wirkt somit gut 2-3 cm kürzer, als er wirklich ist. Das folgende Beispiel in der Abbildung macht diesen Effekt
sehr deutlich und zeigt zugleich, welchen Effekt eine Korrektur des
Hodensegels auf die Länge des Penis haben kann.

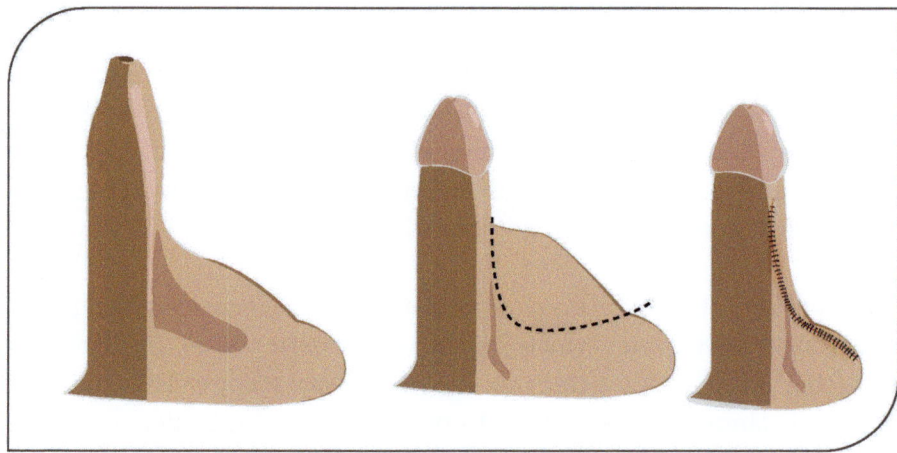

Abbildung 22 Deutlich sichtbarer Hautüberschuss zwischen Hodensack und Penis (Hodensegel). Unten: Ergebnis nach Penisverlängerung und Korrektur des Hodensegels. Deutlicher visueller Längenzuwachs des Penis sichtbar.

Details zur Behandlung

Die Korrektur des Hodensegels wird oftmals als Ergänzung zu einer Penisverlängerung durchgeführt, kann allerdings auch als eigenständige Prozedur operiert werden. Die Planung vor der Operation erfolgt mit einer Berechnung des Hautüberschusses und einer Markierung anatomisch relevanter Punkte am Patienten. Der Eingriff selbst erfolgt meist in kurzer Narkose oder im Dämmerschlaf und dauert etwa 60 Minuten.

Da der Hodensack naturgemäß einen »Strich« (die sogenannte Raphe) in seiner Mittellinie aufweist, haben wir uns darauf spezialisiert, die Narbe genau in dieser Region zu platzieren. Hierdurch wird die Narbe später beinahe unsichtbar. Die Nähte selbst werden mit selbst auflösendem Nahtmaterial angelegt – eine schmerzhafte Entfernung der Fäden entfällt also.

Nachbehandlung

Die Schmerzen nach dieser kurzen Korrektur-OP sind überschaubar. Wir raten unseren Patienten dennoch, eine Nacht bei uns in der Klinik zu bleiben, sofern eine längere Heimfahrt notwendig wäre, um das Risiko einer Schwellung und einer Blutergussbildung zu vermindern. Der Hodensack ist vor allem in den ersten 1-3 Tagen nach der OP hoch zu lagern. Hierfür wird ein sogenanntes Suspensorium oder auch ein Hodenbänkchen verwendet. Im Grunde handelt es sich um ein Polster, ein kleines Kissen oder auch ein mit Wasser gefüllter Ballon oder OP-Handschuh, welcher in Rückenlage unter dem Hoden platziert wird, so dass dieser etwas erhöht zwischen den Beinen hervorschaut. Die Schwellung, welche nach der Operation vor allem durch die Lymphödeme bedingt ist, kann so vermindert werden. Gleichzeitig reduziert eine solche Lagerung auch die Schmerzen im operierten Bereich und hilft, sich rasch von den OP-Folgen zu erholen.

Fettabsaugung am Schambein

Hintergrund

Eine Behandlung, die aus meiner Erfahrung wenige bis gar keine unserer Patienten in unseren Beratungsgesprächen erfragen, ist die Liposuktion am Schambein. Es handelt sich um die Region, die oberhalb der Peniswurzel gelegen ist, und markiert im Grunde genommen die behaarte Haut der Schamregion. In dieser Körperregion sammelt sich gerne Fettgewebe. Genau wie eine Etage weiter oben (am Bauch) wölbt sich die Haut durch das darunter liegende Fettgewebe vor und verringert so die sichtbare Länge des Penis. Dieser muss gar nicht zu kurz geraten sein, um unter diesem Hautmantel zu leiden. Um das Beispiel des Baumes im Wasser aus dem

Begin dieses Buches noch einmal anzuführen: Der vorhandene Stamm (= Penisschaft) steht im Wasser (= Haut und Fettgewebe) und wird dadurch in seiner Länge als kürzer wahrgenommen, als er wirklich ist. Durch eine Liposuktion in diesem Bereich schlagen wir zwei Fliegen mit einer Klappe: Wir befreien den Penis von seinem unerwünschten Hautmantel, verleihen ihm somit mehr sichtbare Länge und gleichzeitig gewinnen wir das Fettgewebe aus dem Schambereich, welches für einen Eigenfetttransfer ohnehin benötigt wird, zumindest, wenn eine Penisverdickung mit Eigenfett geplant ist. Oftmals muss man zwar auch noch etwas Extra-Fett vom Bauch gewinnen, aber zumindest sollte das unerwünschte Fett der Schambeinregion als bevorzugtes Spendeareal eingeplant werden, um den guten Effekt auf die Penislänge mitzunehmen.

Zufriedenstellende Ergebnisse können allerdings nur erreicht werden, wenn der Hautüberschuss dieser Region nicht zu groß ist. Denn in diesem Fall, da die Haut (und das darunter liegende Fettgewebe) schon über die Peniswurzel hängen, sollte eine Straffung der Schamregion, wie sie im folgenden Kapitel beschrieben wird, in Betracht gezogen werden.

Details zur Behandlung

Die Fettabsaugung der Schamregion wird im Vorfeld besprochen und am OP-Tag in Form einer Markierung im Stehen (also vor der OP) geplant. Die Menge an Fettgewebe in diesem Bereich wird mittels Pintch-Tests (Hautkneifen mit zwei Fingern, um die Dicke und somit die Menge an Fettgewebe beurteilen zu können) abgeschätzt. Jetzt kann man eine erste Prognose wagen, ob eine Absaugung der Schambeinregion ausreichend Fett für die Verdickung von Schaft und Eichel hergibt oder ob eine zusätzliche Absaugung am Bauch (durch den Bauchnabel) notwendig wird.

Die OP selbst findet dann in kurzer Narkose statt. Über einen kleinen Schnitt (*Inzision*) wird nun die Schamregion zunächst mit einer speziellen Kochsalzlösung gefüllt, welche die Fettzellen schonen aus ihrem Verbund löst. Diese hängen wie Weintrauben an Reben und müssen sich zunächst ablösen, bevor eine Fettabsaugung möglich wird. Falls die Fettzellen lebendig gewonnen werden sollen, weil sie für einen Fetttransfer in den Penisschaft benötigt werden, erfolgt nun eine spezielle manuelle Fettabsaugung und die Zellen werden so gewonnen, dass möglichst viele diesen Erntevorgang überleben. Soll das Fettpolster hingegen nur abgesaugt werden, wird eine Fettabsaugung zum Beispiel mit dem Wasserstrahl-assistierten BodyJet® System (auch WAL Absaugung genannt) durchgeführt, und das Fett wird verworfen.

Nach der Liposuktion nähen wir die kleinen Zugänge mit einem selbstauflösenden Faden zu und kleben die Wunde mit einem Pflaster ab. Ein leichter Druckverband über der Region hilft nach der OP dabei, die Haut an den Untergrund zu drücken und Blutergüsse zu vermeiden.

Nachbehandlung

Penis und Hoden können nach einer Liposuktion der Schamregion stark anschwellen, auch wenn sie gar nicht direkt behandelt wurden. Dies liegt unter anderem an der Flüssigkeit, welche im Rahmen der Liposuktion verwendet wird und welche im Stehen in den Bereich des Penis und des Hodens hineinläuft. Dies darf Sie nicht beunruhigen, auch wenn es einige Tage benötigt, bis die Schwellungen wieder ganz abgeklungen sind. Schmerzen treten nach einer Fettabsaugung dieser Region auch auf, nehmen aber rasch ab, so dass eine allgemeine Schonung und die Einnahme leichter Schmerzmittel genügt.

Nicht immer bildet sich die gedehnte Haut nach einer Fettabsaugung vollständig zurück und häufig dürfen wir das bestehende Fettpolster nicht zu drastisch reduzieren, da wir eine leere, schlaffe Haut als unerwünschte Folge einer Fettabsaugung fürchten. In den meisten Fällen jedoch schrumpft der Hautüberschuss innerhalb der ersten 6 Monate nach der OP und die Haut legt sich straff an den Körper an.

Schwimmen und sportliche Aktivitäten müssen in den ersten 3-4 Wochen strikt vermieden werden, da dies die Ergebnisse der OP negativ beeinflussen können.

Straffung der Schamregion

Hintergrund
In einigen Fällen ist nicht nur der Fettgewebsüberschuss am Schambereich störend, sondern wir finden eine Kombination aus einem Fettpolster *und* einem Überschuss an Haut vor. Dies ist vor allem bei Patienten mit Übergewicht oder bei Patienten nach einer Gewichtsreduktion der Fall. Ein Extremfall dieser Kombination stellt der sogenannte Pseudomikropenis dar. Hierunter versteht man einen Penis mit normaler oder vielleicht leicht unterdurchschnittlicher Länge, der – eingepackt in einen Haut-Fett-Mantel – nur noch wenig bis gar nicht aus seinem »Nest« hervorschaut. Es besteht somit keine echte Verkürzung des Penis, sondern eine relative. Der Penis ist schlichtweg in der hervorquellenden Haut versteckt. Das Ziel einer Behandlung besteht dann darin, den vorhandenen Penis freizulegen und seine tatsächliche Länge sichtbar zu machen. Zweifellos

kann eine solche OP mit einer Verlängerung oder Verdickung des Penis kombiniert werden, allerdings ist es in solchen Fällen sinnvoller, zunächst nur diese Freilegung durchzuführen, um später die vorhandene Penisdimension zu nutzen, um die Wünsche des Patienten nach einer zufriedenstellenden Penislänge zu erfüllen. Erst danach sollte über weitere Prozeduren nachgedacht werden, die zu einer weiteren Zunahme der Länge beziehungsweise Dicke führen.

Details zur Behandlung

Die Straffung der Schambeinregion erfolgt klassischerweise über einen Schnitt am Übergang vom Bauch zur Schamregion (Abb. 23), da sich die Narbe später gut in der dort befindlichen Falte versteckt.

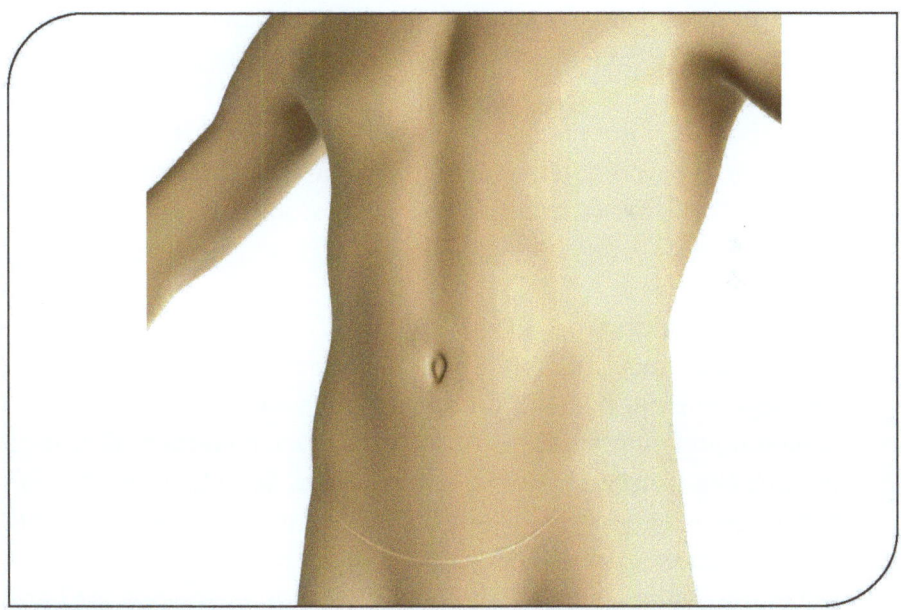

Abbildung 23 Die Straffung der Schambeinregion erfolgt über einen Schnitt, der einem Kaiserschnitt bei der Frau vergleichbar ist.

Vergleichbar mit dem Verlauf einer Kaiserschnittnarbe bei der Frau liegt diese somit in einer sogenannten ästhetischen Grenzregion, also einem Areal, welches sich für die Platzierung einer Narbe gut eignet. Von hier aus wird die Haut schrittweise gehoben, bis der Chirurg den Übergang auf die Peniswurzel erreicht. In diesem Moment kann die Ligamentotomie, also die Durchtrennung des Schleuderbandes erfolgen, sofern eine gleichzeitige Verlängerung über das vorhandene Längenmaß hinaus gewünscht ist. Die überschüssige Haut wird dann nach oben gezogen und entfernt. Seitlich der Peniswurzel werden nun noch Ankernähte platziert, falls die Haut, die den Übergang auf den Hodensack markiert, ebenfalls hängt und Überschüsse aufweist.

Abschließend wird die Haut nach oben verlagert und mit dem Hautrand der Bauchdecke vernäht. Die Naht erfolgt wie immer in der plastischen Chirurgie mittels einer speziellen Technik, so dass die Nabe später nur noch als feiner Strich zu sehen ist (siehe Abbildung 24). Die Operation wird meist in einer kurzen Narkose durchgeführt. Eine Übernachtung in der Klinik ist sinnvoll.

Nachbehandlung

Vergleichbar mit anderen Straffungsoperationen wie zum Beispiel der Bauchdeckenstraffung, muss auch nach der Straffung der Schamregion eine Kompressionsware getragen werden. Hier gibt es spezielle Unterwäsche, die aufgrund des Schnitts und der Materialbeschaffenheit einen Druck auf die Haut auswirken kann und somit zu einer glatten und straffen Haut in dem komprimierten Areal führt. Auch wenn es sich um einen sehr kurzen Schnitt handelt, muss dem Körper ausreichend Ruhe zugestanden werden, um eine gute Wundheilung zu gewährleisten. Hierfür sind einige Tage einzuplanen. Insgesamt handelt es sich um eine risikoarme Operation, die bei betroffenen Patienten das Problem des Hautüberschusses im Bereich der Genitalregion vollständig lösen kann.

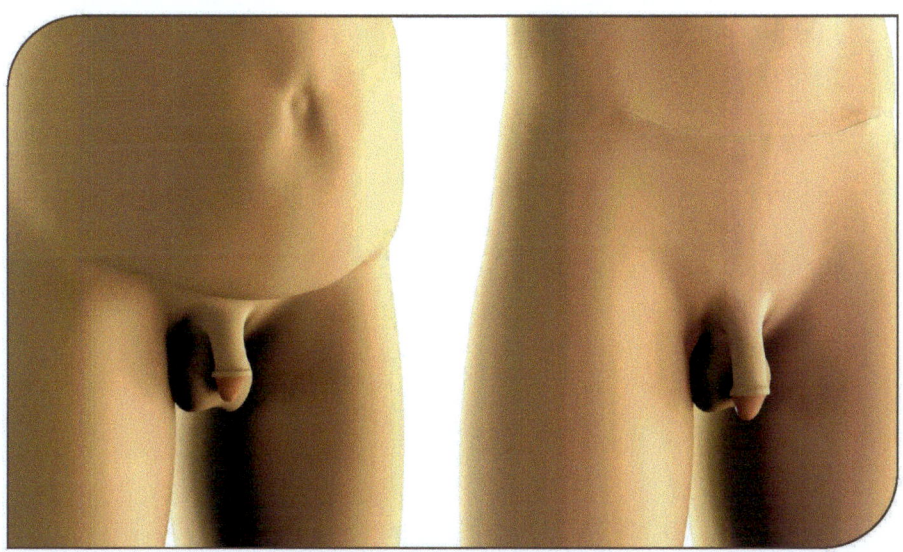

Abbildung 24 Ergebnis einer Straffung der Schamregion mit gleichzeitiger Absaugung. Der Penis wurde im hier gezeigten Beispiel in der gleichen OP verdickt.

Beschneidung

Hintergrund
Die Beschneidungsoperationen (Zirkumzision) ist in vielen Kulturen und Ländern eine Standardprozedur, die schon im kindlichen Alter durchgeführt wird. Neben einem großen Stellenwert in bestimmten Kulturen und Religionen hat die Beschneidung auch den medizinischen Grund einer Verengung der Vorhaut (Phimosis). Man unterscheidet dabei die vollständige Phimose von einer inkompletten

Phimose (Abb. 25). Während bei dieser die Vorhaut noch zurückziehbar (retrahierbar) ist, verhindert die Verengung bei der Phimose das Zurückziehen gänzlich. Sollte auch nur eine leichte Form der Phimose bestehen und eine Penisverdickung ist geplant, kann dies zur Ausbildung einer manifesten Phimose führen, da das zusätzliche Volumen des Penisschaftes ein Zurückziehen dann gänzlich verhindert.

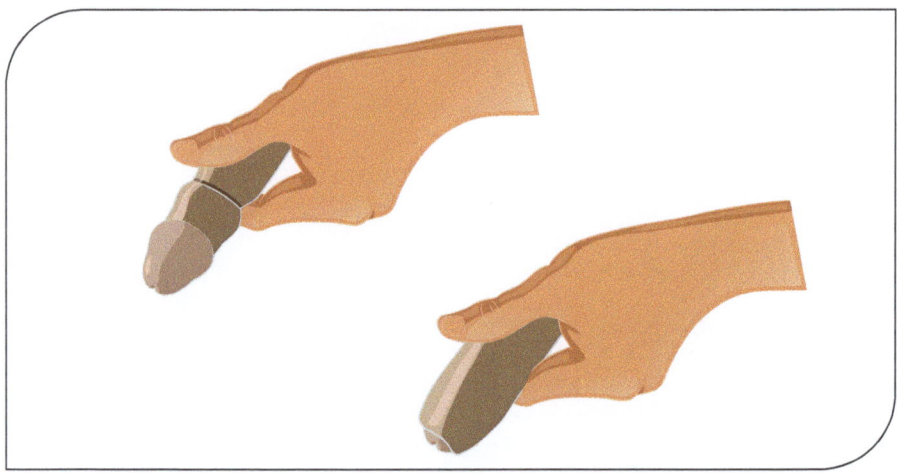

Abbildung 25 Die Pseudophimose ist eine relative Verengung der Vorhaut. Diese ist zwar zurückziehbar, aber es bildet sich ein Schnürring (links); bei der echten Phimose ist die Vorhaut nicht zurückziehbar und die Penisspitze schaut beim Versuch des Zurückziehens noch etwas aus dem zu engen Loch heraus (rechts).

Die ersten Beschneidungen wurden bereits im alten Ägypten rund 2000 Jahre vor Christus durchgeführt und galten als Inauguration (Aufnahme) in die Gesellschaft.

Die Gründe für ein Beschneidung sind vielfältig. Während man in Europa die Beschneidung bis vor einigen Jahren noch hauptsächlich mit bestimmten Religionen und Traditionen oder eben dem Vorliegen einer Vorhautverengung in Zusammenhang gebracht hat, sind heute auch viele jüngere Männer überall auf der Welt freiwillig beschnitten.

Ein offensichtlicher Grund für eine Entfernung der Vorhaut ist die gesteigerte Hygiene. Unter der Vorhaut, welche die Eichel schützt und bedeckt, sammeln sich Bakterien, und eine Reinigung wird erschwert. Die Talgdrüsen der Eichel und der Vorhaut bilden eine Substanz, die sich mit abgeschilferten Epithelzellen und Bakterien zum sogenannten Smegma verbindet. Diese weißliche Substanz, welche sich bei fehlender Hygiene schnell unter der Vorhaut sammelt, kann in vielen Fällen sogar zu einer Bildung bösartiger Tumoren führen. Medizinisch betrachtet ist die Hygiene der Hauptgrund, warum eine Beschneidung der Vorhaut durchgeführt werden sollte. Die Wahrscheinlichkeit dieser bösartigen Tumoren (Karzinomen) wird hierdurch reduziert und in einigen Studien konnte gezeigt werden, dass das Ansteckungsrisiko an bestimmten Geschlechtskrankheiten (STD, sexually transmitted diseases) gemindert werden konnte. Der Grund ist, dass die Innenseite der Vorhaut, welche als Eintrittspforte zum Beispiel für das HI Virus fungieren kann, bei der Beschneidungsoperation entfernt wird. Bei der Penisverdickung mit Hilfe von Hyaluronsäure oder Eigenfetttransfer hingegen profitieren Patienten von einer bestehenden Beschneidungssituation. Denn bei nicht beschnittenen Patienten kommt es gelegentlich vor, dass sich das transplantierte Eigenfett auch in der Vorhaut ansammelt und die »Zurückziehbarkeit« der Vorhaut dadurch gestört wird. Aus diesem Grund verdicken wir zwar den Schaft und (bei Wunsch des Patienten) auch die Eichel selbst, sparen aber die Vorhaut von einem Eigenfetttransfer aus, so gut, wie dies möglich ist.

Wenn sich Patienten mit dem Wunsch einer Penisverdickung bei uns vorstellen, diskutieren wir immer auch die Option einer Beschneidungsoperation, um ein ungewolltes Verdicken der Vorhaut zu vermeiden.

Details zur Behandlung

Da in den meisten Fällen eine Beschneidung im Rahmen einer Penisverdickung oder Penisverlängerung durchgeführt wird, nutzen wir die ohnehin notwendige Narkose, um den Eingriff mit den anderen gewünschten zu kombinieren. Sollte nur die Beschneidung allein durchgeführt werden, ist als Betäubung ein so genannter Penisblock ausreichend, also die örtliche Betäubung des gesamten Penis über eine Injektion an der Peniswurzel, ähnlich wie wir diese auch bei der Verdickung mittels Hyaluronsäure durchführen. Der Penisblock führt zu einer mehrstündigen Taubheit im Bereich des gesamten Penis und erlaubt somit eine schmerzfreie Beschneidung.

Die Vorhaut lässt sich am besten vergleichen mit dem Kragen eines Rollkragenpullovers, wobei der Ansatz am Penis nicht rund ist, sondern eher oval, da die Haut an der Unterseite des Penis weiter am Ende des Penis ansetzt. Sie mündet an der Unterseite nämlich in das sogenannte Frenulum (eigentlich: *Frenulum praeputii penis*), einer kleinen Schleimhautfalte, die den Übergang auf die Eichel markiert.

In der Planung der Operation spielen einige Merkmale der Vorhaut, aber durchaus auch die Wünsche des Patienten eine wichtige Rolle. Sollte eine Phimose bestehen, richten sich die technischen Details weitestgehend nach der anatomischen Ausgangssituation. Bei »normaler« Vorhautanatomie ohne Verengung kann der Patient hingegen mehr Einfluss auf das Ergebnis nehmen.

Hierbei spielen zwei Faktoren eine Rolle:

1. Verbliebener Überschuss der Haut am Schaft nach der Beschneidung
2. Sitz und Lokalisation der Narbe

Man unterscheidet eine beinahe vollständige Entfernung des Hautüberschusses und nennt diese Situation auch »tight« (englisch für eng oder straff) von einer lockeren, sprich »loose« (englisch für locker), also einer vorsichtigen Hautentfernung mit einem Hautüberschuss im Schaftbereich nach der Operation.

Die andere Entscheidung, die es zu fällen gilt, ist die Frage, wo die Narbe positioniert sein soll. In vielen Fällen ist diese direkt hinter dem Eichelkranz lokalisiert und die »normale« Haut des Penisschaftes stößt quasi direkt an den Eichelkranz. Diese Positionierung nennt man »low«. Wenn man die Narbe etwas weg von der Eichel in Richtung Körper positioniert, also das innere Blatt der Vorhaut ein Stück weit erhält, so nennt man diese Positionierung »high«. Die folgende Abbildung soll die Positionierung der Narbe verdeutlichen:

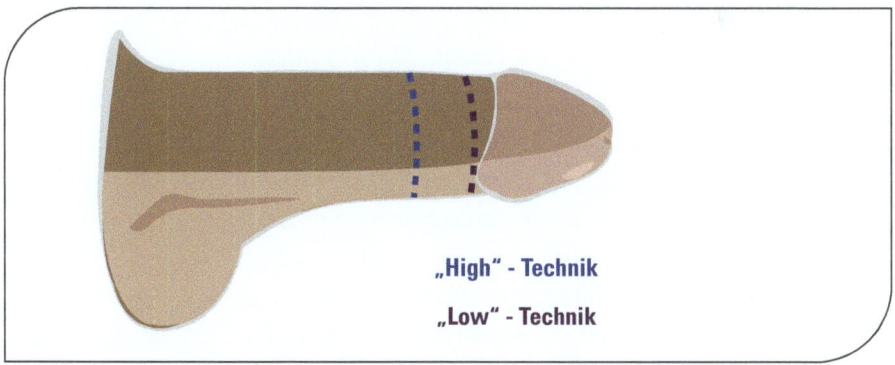

„High" - Technik

„Low" - Technik

Abbildung 26 Verlauf der Beschneidungsnarbe bei einer High-Technik (blau) bzw. einer Low-Technik (grün). Der einzige Unterschied ist der verbleibende Anteil des inneren Blattes (bei der High-Technik ist dieser Anteil größer).

Die Planung der Beschneidung ist daher der entscheidende Schritt zu einem zufriedenstellenden Ergebnis. Entsprechend der Planungseinzeichnung wird die überschüssige Haut entfernt und die darunter liegenden kleinen Venen und Arterien werden mithilfe einer Strompinzette verödet, ehe die Haut mit selbst auflösenden Fäden wieder verschlossen wird.

Nachbehandlung

Bei der Beschneidung wird – unabhängig von der gewählten Technik – zirkulär die überschüssige Haut entfernt. Hierdurch wird der Lymphabfluss aus der Penisspitze (Eichelregion) gestört und es treten regelmäßig Schwellungen in diesem Bereich auf. Wenn man unsere Patienten befragt, stellen sie sich die Heilungsphase nach einer Beschneidungsoperation oftmals leichter und schneller vor, als dies der Fall ist. Während Operationen wie Penisverlängerungen und Penisverdickungen so gut wie keine relevanten Schmerzen hervorrufen, berichten unsere Beschneidungspatienten davon, dass das OP-Gebiet für einige Tage schmerzt. Der Penis sollte in dieser Phase generell hoch gelagert werden. Dies ist zum Beispiel möglich, indem der Penis in eine Mullbinde eingewickelt im Liegen nach oben gelagert (Richtung Bauchnabel) und mit einer engeren Unterhose in dieser Position gehalten wird. Einige Patienten fixieren den Penis in dieser Position auch mit einem Klebestreifen. In jedem Falle sollten körperliche Schonung und Hochlagerung für einige Tage erfolgen, bis die Schmerzen nachgelassen haben und der Penis abgeschwollen ist.

Das verwendete Nahtmaterial ist resorbierbar, löst sich also von selbst auf und muss nicht entfernt werden. Der Zeitraum, bis die letzten Fäden abgefallen bzw. aufgelöst werden, ist mit 3-4 Wochen recht lang. Sollten die Fäden stören, kann alternativ nach etwa

10 Tagen (oder später) eine Fadenentfernung erfolgen. Eine nächtliche und morgendliche Erektion ist nicht zu verhindern, dennoch weisen wir unsere Patienten an, eine Erektion nicht willentlich herbeizuführen und Sex für etwa 14 Tage vollständig zu vermeiden.

White is Beautiful: Bleaching-Verfahren

Hintergrund

Durch das Buch »Feuchtgebiete« von Charlotte Roche hat das Anal-Bleaching eine unerwartete Berühmtheit bekommen. Es ist eine Behandlung, für die sich zwar einige Menschen interessieren, dabei jedoch nicht so recht wissen, wie sie abläuft und vor allem, wo diese Behandlung professionell angeboten wird. Aber was genau verbirgt sich hinter dem Begriff »Bleaching« und was kann durch eine solche Prozedur eigentlich erreicht werden?

Die Intimzone spielt bei beiden Geschlechtern heute eine größere Rolle, als dies noch vor wenigen Jahrzehnten der Fall war. Während damals der Sex weitestgehend tabuisiert wurde und im wahrsten Sinne des Wortes im Verborgenen (und auch im Dunklen!) stattfand, so leben Menschen seit der sexuellen Revolution der 1960er und 1970ger ihre Liebe wesentlich offener aus. Rasur des Intimbereichs, Intimhygiene und auch die Penisverlängerungen, Penisverdickungen und Hodensackstraffungen sind eine Folge dieser Entwicklung. Zwischen Mann und Mann aber oftmals auch zwischen Frau und Mann gehört der Analsex zu einem festen Bestandteil des Sexuallebens. Nun wurde das Hinterteil aber ursprünglich für einen anderen Zweck gebaut als zur Ausübung sexueller Praktiken, nämlich zur Verrichtung eines eher unsexuellen »Geschäfts«. Der Anus selbst eignet sich allerdings durchaus auch zur Befriedigung sexueller Wünsche (auf beiden Seiten der Geschlechter), präsentiert sich aber nicht immer von der ästhetischsten Seite. Aber schauen wir uns das Hinterteil mal etwas genauer an.

Es handelt sich bei der Haut in diesem Bereich um eine innen liegende Schleimhaut, eine außen liegende (normale) Haut und eine dazwischen liegende Übergangsschicht. Die äußere dicke Haut geht so schrittweise in eine weiche Schleimhaut über. Die ist bei nahezu allen Körperöffnungen der Fall, egal ob am Mund, an der Vagina oder eben dem Anus. Die kreisrunde Form des Anus entsteht durch einen kreisförmig angeordneten Muskel, der die Darmöffnung nach außen hin verschließt. Dieser auch als *Musculus sphincter ani* bezeichnete Muskel verhindert, dass unkontrolliert Stuhl von innen nach außen gelangt. Er entspannt sich beim Toilettengang und gibt den Inhalt des Darms frei. Wenn man das Äußere des Anus betrachtet, sieht man seine tabaksbeutelartige Struktur mit einem Kranz an Haut, die oftmals bräunlich pigmentiert aussieht. Dies ist einerseits durch die Struktur dieser Haut bedingt, wird aber auch durch den regelmäßigen Kontakt zum Stuhl weiter verdunkelt.

Es ist technisch möglich, die Haut um die Anusöffnung herum aufzuhellen (neudeutsch zu »bleachen«), also die Pigmentdichte der Haut zu reduzieren und die Haut so blasser bzw. hautfarbener zu gestalten.

In den USA wird das »anal bleaching« regelmäßig angewendet, nachdem sich durch die Intimrasur bedingt vor allem die Darsteller pornografischer Filme an der dunklen Haut am Gesäß störten. Die erste Behandlung fand 2005 in Kalifornien statt und im gleichen Jahr wurde auch in Australien von vergleichbaren Behandlungen berichtet.

Details zur Behandlung

Hautaufhellungen werden immer dann eingesetzt, wenn die Pigmentdichte in betroffenen Hautarealen zu hoch ist und die Haut so im Vergleich zur benachbarten Haut einen unerwünscht dunklen Teint bekommt. Obwohl auch »home treatments« mit einfachen chemischen Aufhellern beschrieben sind, greift die professionelle Behandlung auf eine Mischung aus Peeling und Bleaching zurück. Hierfür wird in örtlicher Betäubung ein spezielles Serum aufgetragen, welches die behandelte Haut aufhellt. Die Behandlung zeigt bereits nach der ersten Sitzung Erfolg, muss in einigen Fällen allerdings auch ein zweites Mal durchgeführt werden.

Nachbehandlung

Die Haut der analen Region kann sich nach einem »anal bleaching« ablösen, genau, wie dies auch bei Peelings zum Beispiel im Gesicht der Fall ist. Diese Phase ist in aller Regel etwas schmerzhaft und vor allem beim Stuhlgang kommt es zu leichten bis mittelgradigen Schmerzen. Allerdings erholt sich die Haut ohne eine komplizierte Nachbehandlung in aller Regel rasch und eine regelmäßige Pflege mit einer Intimcreme (Vaseline) ist ausreichend, um die Haut geschmeidig zu halten.

Nach etwa 2-3 Monaten sollte geprüft werden, ob das Maß an Aufhellung genügt, oder ob die Behandlung wiederholt werden muss. Sie sollten in jedem Falle damit rechnen, mehr als eine Behandlung zu benötigen, um zu einem zufriedenstellenden Ergebnis zu gelangen.

Kombinationseingriffe

Nicht selten wird die Entscheidung für einen intimchirurgischen Eingriff dazu genutzt, auch andere Wünsche anzugehen. Oder andersherum formuliert: Lässt ein Patient bei uns eine Fettabsaugung durchführen, so kann es durchaus sein, dass dieser sich dazu entschließt, diesen Moment zu nutzen, um das Äußere seines besten Stückes auch zu verändern. Ein solches Vorgehen kann sinnvoll sein, denn natürlich kann eine Narkose auch genutzt werden, um mehrere Probleme gleichzeitig zu lösen.

Männer, die sich mit ihrem Intim-Look beschäftigen, sind oftmals daran interessiert, überschüssige Fettpolster am Bauch und an den Flanken entfernen zu lassen. Beim Tragen engerer Hemden und Polohemden zeichnet sich dieses hartnäckige Fett ab und stört die betroffenen Männer. Aber auch kleinere Korrekturen im Gesicht wie zum Beispiel eine Oberlidstraffung oder eine Faltenunterspritzung wird in Kombination oft angefragt. In jedem Falle sollten Sie im Vorfeld mit Ihrem Arzt besprechen, ob Ihre Wunschkombination möglich und sinnvoll ist und diese dann mit einplanen.

Fettabsaugung am Bauch und den Flanken

Sobald wir in der Vorbesprechung die OP planen und die Patienten hören, dass wir das benötigte Fettgewebe für eine Penisverdickung am liebsten vom Bauch absaugen, erwidern diese oftmals, dass »ruhig etwas mehr als benötigt abgesaugt werden darf«. Nicht selten sammelt sich bei Männern um den Bauchnabel und zu den Flanken hin hartnäckig Fettgewebe an, welches durch Sport und Diäten kaum oder schlecht zu reduzieren ist. Da kommt die OP gerade recht, und ein wenig mehr abzusaugen, kann ja nicht so schwer sein.

In der Tat lässt sich der Eingriff gut nutzen, um störende und nervige Fettpolater am Bauch zu entfernen. Allerdings sind die Techniken zur Gewinnung von Eigenfett (wie es für den Transfer in den Penis benötigt wird) ganz andere als bei der normalen Fettabsaugung. Es handelt sich also eigentlich um zwei Prozeduren. Dennoch lassen sich beide gut kombinieren: Im ersten Schritt wird das Fett gewonnen, welches für den Transfer in den Penis benötigt wird. Sobald dieses für die Verarbeitungsprozedur an die OP-Schwester übergeben wurde, führen wir eine moderne Liposuktion am Bauch durch und entfernen das überschüssige Fettgewebe. Hierfür werden zum Beispiel Techniken wie die Wasserstrahl-assistierte Liposuktion (auch WAL oder Bodyjet genannt) verwendet oder moderne Verfahren wie Radiofrequenzliposuktion (RFAL, Bodytite) oder Laser-assistierte Techniken kommen zum Einsatz. Die Menge an abgesaugtem Fett ist hierbei individuell und wir sind stets bemüht, jeden unnötigen Fettgewebeüberschuss zu entfernen, sofern die Rückbildungskraft der Haut ausreicht, um eine optimale Körpersilhouette entstehen zu lassen.

Die Nachbehandlung einer solchen Prozedur ist überschaubar: Sie erhalten von uns einen Bauchgurt (ähnlich einem Nierengurt beim Motorradfahren), welcher als Kompressionsware dafür sorgt, dass sich die Haut der schlankeren Körperkontur anpasst. Dieser kann beim Duschen abgelegt werden, sollte aber ansonsten 6 Wochen lang Tag und Nacht getragen werden. Bis auf einige »blaue Flecken« ist von der Liposuktion nach der OP nichts zu sehen, da die Einstichstellen, die für die Fettabsaugung angelegt werden, so klein sind (3 mm lang), dass sie nach der Heilungsphase so gut wie nicht auffallen.

Wichtig ist, dass Sie VOR der Intimoperation mit dem Arzt über die Möglichkeit einer kombinierten Behandlung sprechen, da im Vorfeld die OP-Dauer berechnet wird und es natürlich sinnvoll ist, die Fettabsaugung am Bauch und den Flanken mit einzuplanen.

Bauchdeckenstraffungen

Viele Menschen leiden unter einem Hautüberschuss am Bauch. Dieser auch als Bauchschürze bekannte Überschuss an Haut kann (aber muss nicht) mit einem Überschuss an Fettgewebe verbunden sein. Bei Männern kommt es vor allem dann zu überschüssiger Haut, wenn ein rascher Gewichtsverlust erfolgt ist und sich die Haut am Bauch der neuen Körpersilhouette nicht anpassen konnte. Frauen kennen das Problem der *Cutis laxa abdominis* (wie wir Ärzte diesen Hautüberschuss bezeichnen) nur zu gut, denn häufig führt eine Schwangerschaft zu einem solchen Zustand und die betroffenen Patientinnen lassen im Rahmen einer Bauchdeckenstraffung (Abdominoplastik) eine entsprechende Korrektur-OP durchführen.

Beim Mann kann eine solche Operation dann sinnvoll sein, wenn ein Fett-Haut-Überschuss am Bauch und im Schambereich den Penis »verdeckt« oder ihn unnatürlich klein erscheinen lässt. Wie weiter oben im Abschnitt »Straffung der Schamregion« bereits geschildert, kann es hierdurch zu einem Pseudomikropenis kommen, und die Länge des Penis wirkt unnatürlich kurz, obwohl unter dem Hautmantel eine normale Länge auf den Einsatz wartet. Für die Straffung des Schambereichs wird ein Schnitt in der Gürtellinie benötigt und die Haut wird nach oben straffgezogen. Besteht nun zusätzlich ein Hautüberschuss zum Bauch hin (Abbildung 27), so kann die Operation mit ein wenig mehr Aufwand um eine Bauchdeckenstraffung oder eine Mini-Bauchdeckenstraffung ergänzt werden. So werden zwei Fliegen mit einer Klappe geschlagen: Der ganze vordere Hautanteil kann geglättet und die Körpersilhouette somit verschlankt werden.

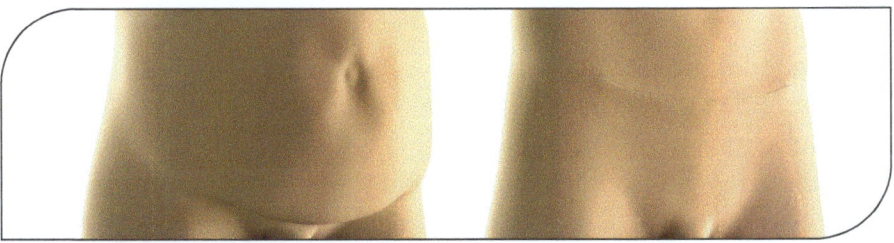

Abbildung 27 Beispiel einer Bauchdecken- und Schamhügelstraffung eines 33-jährigen Patienten nach starker Gewichtsreduktion.

Die Nachbehandlung einer solchen auch als Abdominoplastik bezeichneten Prozedur ähnelt der reinen Fettabsaugung und beinahe immer wird diese auch mit der Abdominoplastik kombiniert: Sie tragen also nach der OP eine Kompressionsware für 6 Wochen. Die bei der Schambereichsstraffung bzw. bei der Bauchdeckenstraffung entstehende Narbe muss bei der Ausheilung unterstützt werden, so dass am Ende bestenfalls nur noch ein feiner weißer Strich am Hosenbund sichtbar bleibt.

Oberlidstraffungen

Eine der häufigsten Operationen der Ästhetischen Chirurgie des Mannes ist die Oberlidstraffung. Der Hautüberschuss am Oberlid betrifft nicht nur Frauen, bei welchen dieser Eingriff ebenfalls sehr beliebt ist, sondern natürlich auch Männer. Der müde Blick und die schweren Augen stören die Ästhetik des Gesichtes, allerdings klagen viele Betroffene auch über vornehmlich abends auftretende schwere Oberlider, die zum Teil sogar zu Problemen beim Sehen führen können. Nicht immer sind »alte« Patienten betroffen, und wir operieren diesen Eingriff häufiger auch bei Patienten in den 30er Lebensjahren, die sich an einem bereits bestehenden Hautüberschuss am Oberlid stören.

Die Straffung der Oberlider wird auch als Blepharoplastik bezeichnet und findet als alleiniger Eingriff beinahe immer in örtlicher Betäubung statt. Allerdings kann eine geplante Intim-OP auch dazu genutzt werden, eine solche Korrektur »in einem Abwasch« durchführen zu lassen. Hierzu werden im Vorfeld des Eingriffs vom Plastischen Chirurgen Markierungen an den Oberlidern angebracht, um dann in der Narkose die überschüssige Haut entfernen und die darunter liegende Muskulatur straffen zu können. Ein solcher Eingriff hinterlässt einige blaue Flecken im Bereich der Unterlider (also nicht im OP-Gebiet selbst), welche für einen Zeitraum von ungefähr 7-10 Tagen sichtbar sein können. Der verwendete Faden wird nach einer Woche entfernt. Eine kleine Korrektur mit großer Wirkung: Sofort nach der OP können Sie den Effekt einer Oberlidstraffung begutachten und sich über die deutlich offeneren und größeren Augen freuen (Abbildung 28).

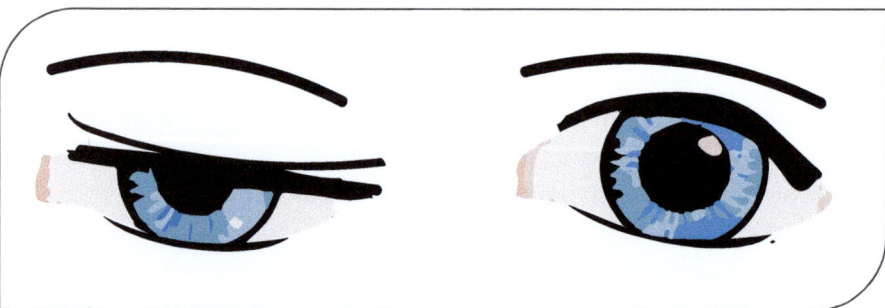

Abbildung 28 Deutlicher Hautüberschuss an den Oberlidern. Eine Straffung der Oberlider kann in diesen Fällen eine deutliche Verbesserung bewirken. Einer solcher, kleiner Eingriff kann problemlos mit intimchiurgischen Operationen kombiniert werden.

Schlusswort

«Doubt killed more dreams than failure ever will!" – Suzy Kassem

Wenn wir unsere Patienten fragen, wie lange diese schon über eine Intimbehandlung nachdenken, hören wir nicht selten: »Eigentlich schon seit meiner Pubertät!« Die Wissenschaft weiß, dass es in den meisten Fällen mehr als 5 Jahre sind, in denen sich Patienten regelmäßig mit der Frage beschäftigen, wie sie sich im Intimbereich wohler fühlen können. Ich bin als Plastischer Chirurg, der diese OPs durchführt, gern gesehener Gesprächspartner auf jeder Veranstaltung und meine Redeanfragen steigern sich von Monat zu Monat. Oftmals muss dieses Thema aber auch als Partyschreck und Schmunzelquelle herhalten, obwohl mir niemand bis jetzt schlüssig erklären konnte, warum es ganz normal sein soll, dass sich eine Frau ein B-Körbchen zu einem C-Körbchen vergrößern lässt, der Mann sich aber mit einem durchschnittlichen Penis zufrieden geben muss. Logisch erscheint mir das jedenfalls nicht. Wie auch immer: Ich kann jeden Patienten, egal, ob Frau oder Mann, nur dazu motivieren, sich ernsthaft mit den eigenen Wünschen auseinanderzusetzen. Und auch den Mut zu einer Veränderung möchte ich ins Spiel bringen. Der Slogan meiner Klinik lautet »Zeigen Sie, was Sie an sich haben!«. Damit ist gemeint, dass jeder Mensch eine Schönheit auszustrahlen vermag, wenn sie (oder eben er) sich dieser bewusst ist.

Wenn ein objektiver oder subjektiv als solcher empfundener körperlicher Mangel eine Wahrnehmung der eigenen Attraktivität nicht zulässt und es eine risikoarme und somit vertretbare Möglichkeit gibt, diesen Mangel aufzuheben, dann sollte man sie in

Betracht ziehen. Natürlich gilt es, Risiken klug abzuwägen und Vor- und Nachteile gegenüber zu stellen. Aber eines ist mir aus meiner Erfahrung auch gewiss geworden: Ein Wunsch, der schon viele Jahre besteht, geht nicht über Nacht weg und kann zu einem unerfreulichen und langjährigen Begleiter werden. Sich den eigenen Wünschen zu stellen kann da die deutlich bessere Alternative bedeuten. Jede Verbesserung bedeutet einen Sieg über die eigenen Zweifel!

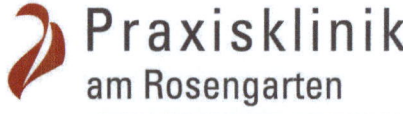

Praxisklinik
am Rosengarten

Plastische und Ästhetische Chirurgie
Köln • Bergisch Gladbach • Hamburg